W0461167

Prof. Dr. med. Gustav Dobos

mit Dr. Petra Thorbrietz

Der entwurzelte Mensch

8 GESUNDHEITSANKER
für Alltag und Krisen

NATURHEILKUNDE
für Körper, Seele und nachhaltiges Leben

LUST STATT FRUST
Selbstfürsorge, Resilienz und Verbundenheit

Unter Mitarbeit
von Catharina Marika Dobos
(M. Sc. Psychologie)

SCORPIO

Dieses Buch enthält Links zu externen Webseiten Dritter, auf deren Inhalte der Scorpio Verlag keinen Einfluss hat. Deshalb können wir für diese fremden Inhalte auch keine Haftung übernehmen. Für die Inhalte der verlinkten Seiten ist stets der jeweilige Anbieter oder Betreiber der Seiten verantwortlich. Die verlinkten Seiten wurden zum Zeitpunkt der Verlinkung auf mögliche Rechtsverstöße überprüft, rechtswidrige Inhalte waren nicht erkennbar. Bei Bekanntwerden von Rechtsverletzungen werden wir derartige Links umgehend entfernen.

Wichtiger Hinweis: Die Informationen und Ratschläge in diesem Buch wurden mit größter Sorgfalt von Autor und Verlag erarbeitet und geprüft. Alle Leserinnen und Leser sind jedoch aufgefordert, selbst zu entscheiden, ob und inwieweit sie die Anregungen in diesem Buch umsetzen wollen. Eine Haftung des Autors bzw. des Verlags für Personen-, Sach- oder Vermögensschäden ist ausgeschlossen.

FSC www.fsc.org MIX Papier aus verantwortungsvollen Quellen FSC® C014889

© 2021 Scorpio Verlag in Europa Verlage GmbH, München
Umschlaggestaltung: Favoritbuero, München
Autorenfoto: Norbert Enker, Damme
Lektorat: Silke Foos, München
Illustrationen auf S. 45, 55, 82, 93, 97, 145, 191: Wolfgang Pfau, Baldham
Layout & Satz: BuchHaus Robert Gigler, München
Gesetzt aus der Minion Pro und der Biko
Druck und Bindung: Pustet, Regensburg
ISBN 978-3-95803-394-8
Alle Rechte vorbehalten.

www.scorpio-verlag.de

Inhalt

Die Welt nach der Pandemie 41

Neue Horizonte in der Medizin 67

Naturheilkunde – zeitlos modern 101

Wie man sich krisenfest verwurzeln kann: Acht Anker 161

Vorwort: Den Wandel als Chance begreifen

Dieses Buch ist mitten in eine äußerst dynamische Zeit hinein entstanden. Wenn Sie es in Händen halten, wird sich schon wieder viel getan haben, was hier keine Aufnahme mehr finden konnte. Der Gedanke der Nachhaltigkeit, den die Naturheilkunde in die moderne Medizin gerettet hat, erfasst immer weitere Bereiche des Gesundheitswesens. Was mussten wir vor 20 Jahren noch auf die Beine stellen, um in unserer Klinik eine Vollwertküche für Patienten und Mitarbeitende zu realisieren! Es war schwer, geeignete Köche zu bekommen, Lieferanten, Rezepte. Die Idee, in einem Krankenhaus gesundes Essen anzubieten, erschien geradezu weltfremd.

Heute habe ich eine Mitarbeiterin, die plant, zum Thema »Gesunde Ernährung und Planetary Health Diet« zu forschen und sich zu habilitieren, mit Unterstützung öffentlicher Förderer und Stiftungen. Die Universitätsmedizin Essen etabliert als eine der ersten Kliniken Deutschlands ein umfassendes Nachhaltigkeitsmanagement. »Nachhaltiges Denken und Handeln«, so ihr Ärztlicher Direktor Prof. Dr. Jochen Werner, »ist zum Schutz unserer natürlichen Lebensgrundlagen unabdingbar.« Er betont, das tradierte Selbstverständnis des Gesundheitssektors, mit quasi unbegrenztem Mitteleinsatz, um den Menschen zu helfen, dürfe kein Freifahrtschein sein. Zumal wir eines der teuersten Gesundheitssysteme der Welt haben, ohne dass sich das in Lebensqualität und Lebenserwartung widerspiegelt.

»Weniger ist mehr« war deshalb auch das (vor der Pandemie) geplante Motto des Internistenkongresses 2021, der mit 20 000 Mitgliedern größten deutschen medizinischen Fachgesellschaft. Dessen Präsident Prof. Dr. Sebastian Schellong hält nicht nur den Klimawandel für eine Bedrohung der Gesundheit. Er hat sich auch den Abbau der Überversorgung auf die Fahnen geschrieben. Das wird dazu beitragen, den ökologischen Fußabdruck des Gesundheitssystems zu reduzieren. Denn der heizt die Klimakrise an und macht deshalb selbst krank. Die Klimakrise ist eine Gesundheitskrise – diese Erkenntnis ist auch beim Ärztetag angekommen, der einen Schwerpunkt zum Thema ankündigt. Mediziner und Medizinerinnen aus England und Deutschland entwerfen ein neues Gelöbnis für den Arztberuf, das darauf abzielt, Schaden vom Planeten abzuwenden. Denn wir sind alle Teil einer gemeinsamen komplexen Biosphäre: »Planetary Health« heißt darum auch ein wichtiges neues Forschungsgebiet und auch ein Lehrstuhl an der Charité Berlin (Prof. Dr. Dr. med. Sabine Gabrysch) befasst sich damit.

Dass die viel gelobte »individualisierte Medizin« nicht ausreicht, um die Probleme zu lösen, hat die Pandemie gezeigt: Ohne öffentliches Gesundheitssystem und Public-Health-Forschung lassen sich künftige Herausforderungen, die uns alle betreffen, nicht lösen. Das wird schon die nächste Hitzewelle, die nächste zerstörerische Überschwemmungskatastrophe erweisen. Deshalb gehen auch immer mehr junge Ärzte in der »Health For Future«-Bewegung auf die Straße, und Forschungsinstitutionen und Lehrstuhlinhabende üben Druck auf die Politik aus, in der Klimapolitik endlich weiterzukommen.

Das und vieles andere hat sich in wenigen Monaten entwickelt und wird hoffentlich immer mehr Menschen mitreißen. »Welchen

Part können die Gesundheitsberufe in einer der größten sozialen Bewegungen unserer Zeit spielen?«, fragt Richard Horton, Chefredakteur des britischen Fachmagazins *The Lancet* in einem Editorial. Einen großen, denn wir genießen nach Umfragen das Vertrauen der Bevölkerung wie auch der Entscheidungsträger und -trägerinnen.

Ich bin dabei stolz darauf, dass es mir und meinen Kolleginnen und Kollegen gelungen ist, gegen unendlich viele Widerstände die Naturheilkunde auf wissenschaftliche Beine zu stellen und so ein jahrtausendealtes Wissen in die Gegenwart zu transferieren. Dass wir in Forschung und Therapie einen entscheidenden Beitrag zur Resilienz und Prävention leisten können, die – durch Covid-19 bedingt – plötzlich von allen Seiten nachgefragt werden. Dass wir in vielen Fachdisziplinen zeigen konnten, wie sich Prinzipien dieser nachhaltigen und auf Selbstfürsorge basierenden Heilkunde in die Medizin integrieren lassen, zum Wohle der Prävention. Wir haben die Modelle entwickelt, wie Menschen ihre eigenen Ressourcen aktivieren und langfristig für ihre Heilung oder zumindest die Besserung ihrer Symptome einsetzen können. Wir konnten aber auch zeigen, wie die interdisziplinäre Zusammenarbeit professioneller Gesundheitsexperten die ganzheitliche Sichtweise von Psyche und Körper wiederherstellen kann, die notwendig ist, um wirklich an die Wurzel von Krankheit und Gesundheit zu gelangen.

In der Vergangenheit hat sich das deutsche Gesundheitssystem trotz vieler Anläufe tiefer greifenden Reformen hartnäckig widersetzt. Doch Pandemie und Klimakrise wirken disruptiv und erzwingen einen Wandel. Den sollten wir nicht als Bedrohung verstehen, sondern als Chance – für die Nachhaltigkeit, die wir auf diesem Planeten dringend brauchen, für die Gesundheit auch kommender Generationen.

Essen, Juli 2021

Raus aus der Krise – rein in das Neue!

Ist das nicht verrückt? Ein paar Fledermäuse haben es geschafft, die Welt aus den Angeln zu heben. Sie haben vermutlich die Viren übertragen, die irgendwann auch beim Menschen landeten. Und die Welt stand still. Was haben wir daraus gelernt? Haben wir daraus etwas gelernt? Meine Patienten äußern sich sehr unterschiedlich zu ihren Erfahrungen mit der Pandemie. Manche haben Depressionen entwickelt, weil sie ihre Liebsten im Lockdown nicht mehr sehen durften. Andere hatten Albträume von Menschen mit Masken – »Ich sehe kein Lächeln mehr, das halte ich nicht aus«, sagte eine. Viele sind geschockt von den dramatischen Medienberichten, einige zweifeln, ob das nicht alles Panikmache ist. Das Virus bringt in allen von uns Dinge zum Vorschein, die eigentlich schon immer da waren, doch durch den hektischen Alltag und viele kleinere und größere Belanglosigkeiten überdeckt wurden: Ängste, Skepsis, Ohnmachtsgefühle, aber auch Solidarität, Mitgefühl und Hilfsbereitschaft.

Sich neu begegnen

Ohne Zweifel war Corona für uns alle eine Lebenskrise, aber Krisen sind oft der erste Schritt in eine neue Lebensphase, das kennen wir aus unserer Klinik. Am Anfang stehen dort Ruhe und Reizentzug – kein Fernsehen, kein Computer, keine Besuche. »Die machen ja hier nichts mit mir«, nörgeln unsere Patienten dann, scheinbar allein gelassen mit sich selbst. Und auch wenn dann die ganze Therapiepalette zum Einsatz kommt, die Wickel und Auflagen, die Morgenbewegung, Qigong und Yoga, Heilmassagen und Akupunktur, um nur einige zu nennen, werden sie letztlich immer wieder auf sich selbst zurückgeworfen. Sie spüren plötzlich ihre Schmerzen, ihren Atem, das Chaos in ihrem Kopf, ihre Nervosität. Naturheilkundliche Medizin besitzt keine Supermedikamente, die Symptome in null Komma nichts verschwinden lassen. Auf dem Weg zur Besserung führt sie uns zunächst einmal zu uns zurück.

Häufig um den fünften Tag herum führe ich also bei der Visite Gespräche, die aufseiten der Patienten zwischen Aggression und Zweifeln pendeln – keine seltene Reaktion bei Menschen mit langjährigen chronischen Krankheiten, die schon viel haben aushalten müssen. Aber dann komme ich am nächsten Morgen in das Krankenzimmer und die Patienten haben plötzlich einen völlig anderen Gesichtsausdruck und strahlen mich an. Dann weiß ich: Ab jetzt geht es bergauf!

Solche Heilkrisen gehören zum klassischen Repertoire der Naturheilkunde. Sie zeigen, bildlich gesprochen, dass die verschiedenen Schichten, welche die Ursprünge einer Krankheit überdeckt haben, aufgebrochen sind, und Körper und Seele nun quasi offenliegen und reagieren – oft anfangs mit Schmerz oder dem Aufdecken seelischer Wunden. Doch das genau ist die Chance, dass sich der Organismus umorganisiert, lernt, dass es auch anders gehen kann.

Wie widerstandsfähig ist Deutschland?

Die Corona-Krise enthält viele der Elemente, die ich eben beschrieben habe. Wir wurden zurückgeworfen auf uns selbst, weil viele der uns lieben Ablenkungen nicht mehr möglich waren. In manchen

Familien entluden sich Nervosität und Aggression in Gewalt. In anderen mehrten sich Depressionen. Große Bevölkerungsgruppen kamen zusätzlich in wirtschaftliche Schwierigkeiten und sind dadurch bis heute existenziell belastet. Und niemand weiß, wie groß die Narben sein werden, die längerfristig in unserer Gesellschaft zurückbleiben.

Man kann die Pandemie nicht schönreden, aber man sollte das Beste daraus machen, denn in jeder Krise steckt auch ein Neuanfang. So kann man den Trubel vermissen, aber vielleicht gleichzeitig auch die Ruhe entdecken – so wie viele Fans von Fernreisen sich plötzlich an die Schönheit der Umgebung erinnern oder andere im Lockdown vielleicht endlich den Meditationskurs machen, den sie schon lange auf dem Zettel haben. Was aber während dieser Pandemie besonders deutlich geworden ist: Gesundheit ist keine individuelle Angelegenheit, sondern in vielfacher Weise abhängig von unseren Mitmenschen und der Umwelt. Wir sind soziale Wesen und lassen uns gerne von anderen anstecken (wenn es nicht gerade mit einem Virus ist). Unsere Familien und Freunde, Arbeitskollegen und Nachbarn geben uns wichtige Impulse, die ganz entscheidend zu unserer Gesundheit beitragen.

Diese Seite der Gesundheit, die Frage, wie widerstandsfähig und widerständig, wie resilient wir sind, ist in Deutschland lange Zeit vernachlässigt worden. Das rächt sich jetzt, dass die Gesundheitsämter »kaputtgespart« wurden: Arbeiteten dort 1995 noch rund 3780 Ärztinnen und Ärzte, waren es im April nach Angaben des Marburger Bundes nur noch 2500. Dabei bräuchte man sie dringend zur Überprüfung von Hygienekonzepten oder zum Nachverfolgen von Infektionspfaden. Auch kritisieren die deutschen Wissenschaftsakademien schon seit Jahren, dass Forschung, Lehre und Praxis von Public Health, den Gesundheitswissenschaften, in Deutschland zu wenig Aufmerksamkeit erhält.

Gäbe es nicht so viele blinde Flecken im System, wären zum Beispiel die Impfaktionen nicht so ein öffentliches Desaster, und man wüsste auch besser, welche sozialen Faktoren Einfluss auf die Ansteckung nehmen. Resilienz – das meint nicht nur ein starkes Immunsystem, das vor Krankheiten schützt, sondern viel weiter reichend auch die Fähigkeit, mit Krisen umzugehen, Herausforderungen anzunehmen und möglichst flexibel mit dem Unberechenbaren des Lebens umzugehen.

Die Naturheilkunde beschäftigt sich schon sehr lange mit diesen Prozessen. Leben wird als ein Fluss verstanden, in den man nie zweimal steigen kann, wie eine antike Weisheit lautet. Das bedeutet: Es gibt keinen statischen Zustand von »Gesundheit«, der sich »wiederherstellen« ließe, wie die westliche Medizin glaubt (in der Lehre heißt das *»restitutio ad integrum«*). Gesundheit ist viel weniger die Abwesenheit von Krankheit als die Fähigkeit, damit um- und daraus gestärkt hervorzugehen. Und das ist auch dann möglich, fragen Sie unsere Patientinnen und Patienten, wenn man mit Einschränkungen und Symptomen leben muss.

Der Schutz unserer Ressourcen

Die naturheilkundliche Medizin – längst in modernem, wissenschaftlichem Gewand – beschränkt sich also nicht auf Körperfunktionen, sondern ist vielmehr eine Lebenswissenschaft. Sie setzt auf die Ressourcen des Menschen, die sich aus biologischen Quellen genauso speisen wie aus seelischen und sozialen. Und sie setzt auf Verantwortung, gegenüber sich selbst wie der Umwelt. In diesem Sinn hat die ganzheitliche Sicht der Naturheilkunde auch eine besondere Haltung zu den Ressourcen unseres Planeten. Sie ist eine nachhaltige Medizin, und die ist in Zukunft mehr gefragt denn je. Denn wie die Pandemie gezeigt hat, wird es eng auf diesem Planeten. Die Lebensräume von Pflanzen, Tieren und Menschen verschmelzen – das Potenzial für Epidemien wächst. Immer mehr wächst auch dadurch die Erkenntnis, dass Gesundheit ohne einen gesunden Planeten nicht möglich ist. Der Klimawandel ist, wie die renommierte britische Fachzeitschrift *The Lancet* schreibt, »die größte Gesundheitsgefahr dieses Jahrhunderts, er droht, die bisherigen Errungenschaften der Medizin zunichtezumachen«. Oder wie der Philanthrop Bill Gates kommentierte: Die Virusepidemie sei »easy« im Verhältnis zu den medizinischen Herausforderungen, vor die der Klimawandel uns stelle. Die Berliner Charité hat deshalb 2020 einen ersten Lehrstuhl für Klimawandel und Gesundheit geschaffen. Denn Klimaschutz ist auch Menschenschutz.

Im Zeitalter der »Planetary Health« erhält die naturheilkundliche Medizin neue Aktualität – weil sie einen ganzheitlichen Blick auf das Leben hat, Ressourcen schont und gleichzeitig das Bewusstsein für Verantwortung weckt. Ihr Menschenbild ist außerdem ein rundweg positives: Wir setzen auf die Kraft der Veränderung. Indem der Mensch seine Wurzeln in der Natur neu entdeckt, sich selbst und den Planeten wieder als Einheit begreift, achtsam mit sich und seiner Umwelt umgeht, für beide Verantwortung übernimmt, setzt er Willkür und Hilflosigkeit etwas entgegen.

Wie das geht und was Sie dafür brauchen, um für die Zukunft gewappnet zu sein, das erfahren Sie in diesem Buch, das Sie gestärkt raus aus der Krise und hinein in das Neue führen soll.

Zur Besinnung kommen

Wir waren gesund. Oder nicht?

Gesundheit – »Kein Trend hat ein größeres Zukunftspotenzial ... kein Wert wird das Thema in den nächsten Jahren verdrängen können«, glaubt das deutsche Zukunftsinstitut. Ausgelöst wurde dies natürlich durch die Covid-19-Pandemie. Sie hat ziemlich viel von dem, was uns selbstverständlich schien, durcheinandergeworfen, Zuversichten erschüttert, Pläne zunichtegemacht. Auch diejenigen unter uns, die sich selbst nicht angesteckt haben, von denen kein Freund oder Verwandter betroffen war, schon gar nicht von einem schweren oder sogar tödlichen Verlauf, lässt das Virus nicht unberührt. »Psychische Erkrankungen – Höchststand im Corona-Jahr«, meldet die DAK, »Corona-Delle: Wieder mehr Krankenhauseinweisungen wegen Herzinfarkt« oder auch »Jeder dritte Deutsche hat Angst vor Covid-19«.

Dass die Deutschen nun mehr um ihre Gesundheit besorgt sind, sollte mich als Arzt eigentlich freuen. Aber was haben Sie eigentlich im Kopf, wenn Sie sich über Ihre Gesundheit Gedanken machen? Dass wir eben nicht krank sind, werden Sie sich jetzt denken. Kein Fieber haben, keinen Durchfall, keine Schmerzen, keine Fehlfunktionen. Bei genauerer Betrachtung verwechseln viele Menschen einen

Zustand, in dem sie sich selbst nicht fühlen, mit Gesundheit. Wenn sie keine Symptome haben, denken sie nicht weiter über ihren Körper nach. Dass ein Viertel der Erwachsenen stark übergewichtig, also »adipös« ist, hat sie vielleicht gestört, aber nicht wirklich beunruhigt. Dass 43 Prozent unter Bewegungsmangel leiden, sich also weniger als zweieinhalb Stunden pro Woche moderat körperlich betätigen, war weiter kein Grund zur Sorge. Bei einer Umfrage der privaten Krankenkasse DKV aus dem Jahr 2018 stuften 61 Prozent der Befragten ihren Gesundheitszustand als gut oder sogar sehr gut ein. Nach Einschätzung der Experten irrten sich die meisten: Nur neun Prozent führten ein wirklich gesundes Leben mit ausreichend Bewegung, richtiger Ernährung, wenig Alkohol und einem kontrollierten Umgang mit Stress.

Chronische Krankheiten als wichtigster Risikofaktor

Covid-19 hat diese Selbstzufriedenheit der Deutschen gründlich erschüttert. Nicht nur die Tatsache, dass Infektionskrankheiten auch in unseren Breiten wieder eine Gefahr darstellen können. Gleichzeitig ist deutlich geworden, dass das Coronavirus dort besonders erfolgreich ist, wo es auf Menschen mit Vorerkrankungen, vor allem mit chronischen Leiden, trifft. Die aber entstehen größtenteils durch ungesunden Lebensstil, auch wenn sich dessen Konsequenzen häufig erst nach Jahren bemerkbar machen. Die Zuckerkrankheit zum Beispiel. Mehr als achteinhalb Millionen Menschen in Deutschland leiden unter Diabetes Typ II. Diabetiker haben ein im Schnitt um 50 Prozent erhöhtes Mortalitätsrisiko, wenn sie an Covid-19 erkranken. Noch ist allerdings nicht klar, ob das auch für die gut eingestellten Betroffenen ohne Folgeerkrankungen gilt.

Die Ursache für Diabetes II ist häufig Übergewicht. Dieses ist bereits für sich genommen einer der wichtigsten Risikofaktoren für Covid-19: Menschen mit schwerem Übergewicht werden bei einer Infektion mehr als doppelt so oft in ein Krankenhaus eingeliefert. Um 74 Prozent ist ihr Risiko erhöht, auf der Intensivstation zu landen, und um 48 Prozent, die Klinik nicht mehr lebend zu verlassen. Deutliches Übergewicht, stellte sich in dieser Metaanalyse aus dem Jahr 2020 heraus, erhöht mit 46 Prozent deutlich die Wahrscheinlichkeit, sich überhaupt zu infizieren.

Und hier schließt sich der Kreis: Möglicherweise fordert die Pandemie in Ländern wie Deutschland oder den USA mehr Opfer aufgrund eines ungesunden Lebensstils, als es das Virus an sich und allein gekonnt hätte. Darüber lohnt es sich – bei all dem Getöse über Lockdown, Maskentragen und Impfungen – nachzudenken.

Die Lehren aus der Pandemie

Die Covid-19-Pandemie hat auch klargemacht, dass in unserem Gesundheitssystem vieles schiefläuft. Die schiere Fülle an Geld und medizinischer Infrastruktur, noch kurz vor der Pandemie als »Überversorgung« kritisiert, hat verhindert, dass Deutschland zum Notfallgebiet wurde wie einige andere Staaten. Aber gleichzeitig klappte eigentlich nichts so richtig: Die Impfungen verliefen lange schleppend und in fragwürdiger Reihenfolge, die Corona-App zeigte ständig »Keine Risikobegegnung« an, obwohl doch die Mutanten auf dem Vormarsch waren. Im Internet kursierten die wildesten Verschwörungstheorien und jede Menge Fake News. Diejenigen Wissenschaftler, die sich öffentlich um Transparenz bemühten und auch ein paar unliebsame Wahrheiten verkündeten, wurden mit Shitstorms und Schlimmerem bombardiert. Das Vertrauen in Politik und Wissenschaft jedenfalls war bei vielen Bürgerinnen und Bürgern weg.

Da gibt es jetzt viel zu tun, und die EU-Gesundheitskommissarin Stella Kyriakides kündigte einen »echten Paradigmenwechsel« an: »hinsichtlich der Art und Weise, wie die EU mit Gesundheit umgeht«. Ein neues »EU4Health«-Programm, bis 2027 terminiert, soll das medizinische Personal aus- und aufbauen, auch dafür sorgen, dass es ausreichend medizinische Arznei- und Hilfsmittel gibt, damit diese nicht erst über den halben Globus transportiert werden müssen, um dann vielleicht in irgendeinem Lockdown festzustecken. Es geht um die Verbesserung der digitalen Koordination und um Krisenpläne. Aus europäischer Sicht soll das Gesundheitssystem resilient werden.

Aber wo bleiben die Menschen?

Zuerst kam der Schock ...

Covid-19 löste das erste globale Trauma seit Ende des Zweiten Weltkriegs aus. Die Pandemie erschütterte unser Selbstverständnis, Krisen erfolgreich bewältigen zu können – denn das Virus schien uns stets voraus. Infektionskrankheiten galten in unseren Breiten als weitgehend überwunden: 80 Prozent der Krankheitslast in den Industrieländern gehen auf nicht übertragbare Krankheiten zurück – überwiegend durch unseren Lebensstil verursacht – und nur fünf Prozent auf Ansteckung.

Dabei wird seit vielen Jahren darüber spekuliert, wann zum Beispiel ein Grippevirus wieder so mutieren könnte, dass es zur Lebensgefahr für Millionen wird. Die Vogelgrippe, wird plötzlich deutlich, betrifft längst nicht nur die Hühnerhaltung. Und die Vorstellung, dass der Klimawandel in den tauenden Permafrostböden der Tundra Milzbrand und Pocken wieder freisetzen könnte, scheint plötzlich auch viel näher gerückt. Tödliche Seuchen sind nicht länger exotische Phänomene. Zwischen 1960 und 2004, errechnete die amerikanische Ökologin Kate Jones von der University of California, wurden 334 neuartige Krankheiten registriert, von denen mindestens 60 Prozent durch Tiere übertragen wurden.

»Wir dringen in Regenwälder und andere unberührte Landstriche ein«, schreibt der amerikanische Wissenschaftsjournalist David Quammen in seinem Buch *Spillover: Der tierische Ursprung weltweiter Seuchen.* »Wir fällen die Bäume. Wir töten die Tiere oder sperren sie ein und verkaufen sie auf Märkten. Wir bringen Ökosysteme aus dem Gleichgewicht und wir nehmen den Viren ihre natürlichen Wirte. Wenn das geschieht, brauchen sie einen neuen Wirt. Häufig sind wir das selbst.«

… dann die Erkenntnis

Mit der Pandemie wuchs also nicht nur die Erkenntnis, dass Infektionen auch in unserer modernen Zeit lebensbedrohlich sein können, sondern auch, dass unser Lebensstil etwas damit zu tun hat, dass sie uns immer gefährlicher werden. Zum Beispiel die Freiheit des Reisens. Anfang Dezember 2019 waren vier Personen im chinesischen Wuhan an einer Art Grippe erkrankt, die nicht auf die üblichen Behandlungsmethoden ansprach. Nach heutiger Schätzung gab es damals aber unentdeckt bereits mindestens 1000 Kranke, von denen jeder zwei oder drei weitere Menschen ansteckte. Währenddessen machten sich Hunderte Millionen Chinesen auf, um mit ihren Verwandten und Freunden das chinesische Neujahrsfest zu feiern. Allein am 1. Januar verließen 175 000 Menschen die Stadt, konnte später aus Mobilfunkdaten rekonstruiert werden. Rasch bahnte sich die Infektion in China ihren Weg. Aber nicht nur dort. Rund 900 Menschen reisten Anfang Januar nach New York, 2200 nach Sydney, 15 000 nach Bangkok, rekonstruierte die *New York Times*. In Tokio, Seoul, Singapur und Hongkong wurden die ersten Fälle der rätselhaften Erkrankung gemeldet. Auch in Europa gab es, stellte man später fest, erste Infektionen, deren Ursprung nicht geklärt werden konnte.

Wie klein dieser Planet eigentlich ist und wie eng wir miteinander vernetzt sind, zeigte sich auch, als die ersten Lockdowns in Kraft traten. Dass Autos überwiegend im Ausland hergestellt werden, war Ihnen vielleicht bewusst. Aber mal ehrlich – hätten Sie gedacht, dass es 5000 Zulieferer für die deutsche Automobilindustrie gibt, die weit mehr Arbeitsplätze verantworten als die eigentlichen Automotive-Konzerne und die bis zu 80 Prozent der Wertschöpfung kassieren? Die komplexen Lieferketten, nach Kostenvorteilen quer über den ganzen Planeten gezogen, erwiesen sich plötzlich als Fallstricke, vor allem wenn »systemrelevante« Güter plötzlich ausblieben. Schließlich werden nicht nur Atemmasken in China erzeugt – schon seit Jahren müssen wir Ärzte immer wieder feststellen, dass bei wichtigen Medikamenten Lieferschwierigkeiten entstehen, weil sie zumindest teilweise am anderen Ende der Welt, in China oder Indien, erzeugt werden.

Die Grenzschließungen haben auch an anderen Stellen deutlich gemacht, wie abhängig wir alle voneinander sind. Landwirtschaft, Altenpflege, Handwerk, Baugewerbe – längst nicht alle Tätigkeiten lassen sich online erledigen. Vieles, was uns bis dato völlig normal schien, der ständige Austausch von Waren und Dienstleistungen, wurde plötzlich zur Ausnahmesituation oder zum Mangel. Erst recht unsere Beziehung zu den Menschen, die uns nah und wichtig waren: Auf der einen Seite nahmen Gewalt und Aggression zu, weil Familien mehr oder weniger eingesperrt waren und ihre Mitglieder einander nicht ausweichen konnten. Auf der anderen Seite spürten wir plötzlich, wie wichtig uns Freunde und Verwandte sein konnten, mit denen wir manchmal mehr als ein Jahr lang keinen direkten Kontakt mehr haben konnten. Auch das anonyme Zusammensein, das Sitzen in einem Café, der Besuch einer Ausstellung oder ein gemeinsames Konzerterlebnis erschienen uns plötzlich als etwas besonders Begehrenswertes. Was unterscheidet einen Kinobesuch vom Streamen eines Filmes? Alles!

Der Wert der Gesundheit

»Mir ist klar geworden, wie wertvoll die eigene Gesundheit tatsächlich ist«, erklärten 43 Prozent der Befragten einer repräsentativen Forsa-Umfrage im Corona-November 2020. 39 Prozent erklärten, ab nun bewusster auf Warnzeichen ihres Organismus achten zu wollen. Doch nur 28 Prozent gaben an, sich gesünder als bisher zu ernähren und sich auch mehr zu bewegen.

Zwar zeigten Umfragen, dass die Umsätze der Essens-Lieferdienste nicht gerade durch die Decke gingen: Nur acht Prozent, so eine weitere Forsa-Studie im Auftrag des Else-Kröner-Fresenius-Zentrums für Ernährungsmedizin, ließen sich häufiger Mahlzeiten liefern, zehn Prozent holten sie im Lokal ab, 30 Prozent gaben auch an, öfter zu kochen als früher. In Gang zu kommen, wenn man die Wohnung eigentlich nicht verlassen soll, ist aber gar nicht so leicht: So verstärkte Covid-19, wie so oft, bestehende Trends. Menschen, die ohnehin schon weniger Wert auf gesunde Ernährung legten, tendierten dazu, sich schneller mit Süßigkeiten, Kuchen oder auch Alkohol aus der Krise »wegzubeamen«, und nahmen im Lockdown leichter zu. Das betrifft vor allem Kinder und Jugendliche aus Familien mit eher niedrigem Bildungsstand und geringerem Einkommen. Die Schulschließungen spielten dabei auch eine Rolle, denn für einen Teil dieser Kinder ist die Schulspeisung die einzige gesunde Mahlzeit am Tag.

Für einen anderen Teil der Bevölkerung führte die Pandemie dazu, dass noch mehr auf gesunde Ernährung geachtet wurde: Es wurde mehr gekocht, regionale und frische Produkte wurden bevorzugt – sicher auch angeregt durch Lieferangebote der heimischen Landwirtschaft, die plötzlich in Umfragen besonders hervorgehoben wurde. »Ernährung wird bewusster gelebt«, kommentierte Bundesernährungsministerin Julia Klöckner den BMEL-Ernährungsreport im Corona-Jahr 2020.

Ein Rezept für Wohlstand

Aber auch an ganz anderer Stelle wurde Gesundheit plötzlich ein neuer Wert zugeschrieben. Der Unternehmensberater McKinsey gibt an, als erster einem gesunden Lebensstil auch ökonomischen Wert zugeschrieben zu haben: Verhaltensänderungen gemeinsam mit Prävention, einer gesicherten medizinischen Versorgung und verbesserten Umweltbedingungen könnten die Krankheitslast in den nächsten 20 Jahren um rund 40 Prozent verringern und die durchschnittliche Lebenserwartung um rund zehn Jahre verlängern. Für jeden investierten Dollar, so McKinsey, könnte das außerdem zwei bis vier Dollar Gewinn bringen. Für Deutschland wird der potenzielle Rückgang von Krankheiten durch solche Maßnahmen auf rund ein Drittel geschätzt, bei rund 22 zusätzlichen Tagen Lebenserwartung jährlich und einer positiven Wirkung auf das Bruttosozialprodukt von 11 Prozent bis zum Jahr 2040. Gesundheitsfürsorge sei »ein Rezept für Wohlstand«, so das Fazit.

Einen Großteil der prognostizierten Erfolge sieht McKinsey als Wirtschaftsberater natürlich in biomedizinischen und technologischen Fortschritten begründet, auch in digitalen Strukturen, an denen es, wie wir bei Corona gesehen haben, in Deutschland und der EU mangelt. Doch immerhin ein Drittel schreibt das zitierte Institute for Health Metrics and Evaluation, ein unabhängiges Forschungsinstitut an der University of Washington, sozialen Interventionen, Umweltschutz und Verhaltensänderungen zu – meiner Meinung nach wird dieser Teil der Gesundheitsfürsorge dabei immer noch grob unterbewertet, wie Präventionsstudien aus den verschiedensten Bereichen immer wieder zeigen. Man kann viel mehr erreichen. Ein berühmtes Beispiel sind die 7-Tage-Adventisten, eine protestantische Gemeinschaft, die als Teil ihres Glaubensbekenntnisses besonderen Wert auf ein gesundes Leben legt. Zwischen 1976 und 1988 wurden rund 35 000 Mitglieder aus Kalifornien in der Region von Loma Linda untersucht, wo die Lebenserwartung einer der höchsten ist, die bisher beschrieben wurde (eine der sogenannten »blue zones«, wo die Menschen außergewöhnlich lange leben). Je nach Art der Ernährung (rund ein Drittel waren Vegetarier), der Intensität der körperlichen Aktivität und des Verzichts auf Alkohol und Zigaretten war die Lebenserwartung deutlich erhöht, im Durchschnitt um zehn Jahre.

Lange Zeit wurden solche Beispiele, die spezielle Gruppen betreffen (ähnliche Studien gibt es zum Beispiel zu deutschen und österreichischen Nonnen und Mönchen), von vielen Medizinern belächelt, weil ihre Ausgangsbedingungen als realitätsfern galten. Doch das ändert sich gerade in dem Maße, wie der Wert der Gesundheit besonders deutlich wird und auch das Bewusstsein dafür wächst, dass sie weit vor dem Punkt ansetzt, wo die Medizin herangezogen wird. Das spiegelt sich auch in der oben beschriebenen McKinsey-Studie.

Was braucht der Mensch?

»Es gibt ein erfülltes Leben trotz vieler unerfüllter Wünsche.« Dietrich Bonhoeffer, evangelischer Theologe, der für seinen Widerstand gegen das nationalsozialistische Regime noch kurz vor Kriegsende im KZ Flossenbürg hingerichtet wurde, schrieb diesen Satz, der auf ihn in besonderer Weise zutraf. Was passiert, wenn wir uns viele Wünsche nicht erfüllen können – weil wir das Geld oder die Möglichkeiten dazu nicht haben? Weil uns eine Krankheit unsere Grenzen zeigt oder die Umstände dagegensprechen? Zum Beispiel, weil ein Lockdown uns zwingt, unseren Radius stark einzuschränken?

Die AdAlliance, die für große Medienunternehmen in Deutschland und ihre Anzeigenmärkte unter anderem den Wertewandel beobachtet, hat in wiederkehrenden Umfragen seit März 2020 einen klaren Einfluss des Corona-Lockdowns festgestellt. Ein hohes Einkommen und beruflicher Erfolg sind zwar immer noch wichtig, nehmen aber in ihrer Bedeutung ab. Mehr als ein Drittel der Befragten gab an, dass ihnen Freunde und Familie noch wichtiger geworden sind, auch die Beziehung zum Partner oder zur Partnerin. Das Bewusstsein für und die Relevanz von Umweltschutz klettern auf der Prioritätenliste nach oben. Unternehmen, die sich sozial engagieren und eine explizite Haltung zu gesellschaftlichen Themen einnehmen, etwa Klimaschutz, werden nun besonders geschätzt. »Dieser Wertewandel wird sich auch in die Nach-Corona-Zeit auswirken«, so AdAlliance, denn es herrsche Konsens darüber, das Leben in Zukunft bewusster zu genießen.

Ganz deutlich wurde auch bei uns in der Klinik, wo in der psychosomatischen Abteilung Patientinnen und Patienten bewusst wurde, dass die Pandemie sie auf andere Weise krank machte als das Virus selbst – weil sie ihre individuellen seelischen »Narben« im Lockdown nicht mehr durch Arbeit, Freunde oder andere Aktivitäten kompensieren konnten und häufig auch noch existenzielle Probleme hinzukamen. Eine wichtige Rolle dabei spielte auch die physische Isolation.

Fallbeispiel Depression und Trauma: »Singen ist wie inneres Streicheln«

Die Patientin hatte wirklich viel durchmachen müssen. Nach der Trennung von ihrem Mann hatte sich die Gesangslehrerin eine Halbtagsstelle in einer Praxis für Physiotherapie gesucht, um finanziell besser auszukommen. Doch dann kam die Pandemie. Erst zogen sich die Gesangsschüler zurück, die über 60 Jahre alt waren, dann die Kinder und Jugendlichen. Nur noch jeder Fünfte nahm seine Stunden wahr. Dann geriet die Praxis in Schieflage, ebenfalls wegen der Pandemie. »Körpernahe Dienstleistungen« konnten nur noch unter strengen Auflagen geleistet werden. Sie musste schließen. Die Patientin suchte sich eine andere Arbeitsstelle, doch auch die konnte die Probezeit nicht verlängern, weil die Umsätze so stark gesunken waren. Neben all diesen existenziellen Problemen fiel der Patientin aber am schwersten, dass sie nicht mehr wie früher singen konnte. Die Chöre, die sie begleitete, mussten bis auf Weiteres pausieren, weil Virologen die Atemluft beim Singen als besonders infektiös beurteilt hatten. Gerade das Singen hatte die Patientin bisher mehrfach aus depressiven Phasen gerettet, die sie seit einem Kindheitstrauma immer wieder einholten. »Singen ist wie inneres Streicheln«, sagt sie, »das habe ich schon als Kind intuitiv als heilsam für mich entdeckt. Inmitten einer Gruppe zu stehen und zu singen, das ist ein großes Glücksgefühl –

alles vibriert, in einem und um einen herum. Mit sechs Meter Abstand zwischen den Sängern ist das einfach nicht herzustellen.« Diese Patientin war – seelisch und körperlich – wie eingefroren, als sie zu uns kam. Aber sie sprach stark auf alle Be-Handlungen an, also Therapien, die mit Berührung zu tun hatten: Physiotherapie, Heilmassagen, Reflexzonen-Therapie, Akupunktur. Und sie fand die Gespräche in den Patientengruppen als hilfreich: »Ich hätte nie gedacht, dass mir Begegnungen mit Menschen so abgehen könnten.«

»Es geht nicht darum, dem Leben mehr Tage zu geben, sondern den Tagen mehr Leben«, lautet ein bekanntes Zitat von Cecily Saunders, einer englischen Krankenschwester und Ärztin, welche die moderne Hospizbewegung begründete. Natürlich hätten wir alle gerne mehr Leben *und* mehr Tage, aber die Realität ist eine andere: Zwar verlängert sich unsere Lebenserwartung immer weiter, aber nicht die Zeit, die wir in guter Gesundheit verbringen, wie die Grafik auf Seite 29 für den Vergleich der Jahre 2007 und 2017 zeigt. Deutschland, könnten Sie jetzt sagen, ist vielleicht schon so gut aufgestellt, dass sich so viel an gesundem Leben gar nicht mehr gewinnen lässt. Aber die Statistiken zeigen etwas anderes: Mit einer durchschnittlichen Lebenserwartung von 80,3 Jahren im Untersuchungszeitraum haben wir deutlich weniger Gesundheitsgewinn und eine deutlich längere Krankheitsphase am Lebensende als etwa Frankreich und Italien, deren jeweilige Bevölkerung im Durchschnitt ohnehin schon mehr als ein Jahr länger lebt (siehe Grafik auf Seite 29).

Länger leben bedeutet nicht gutes Leben

Was der Mensch wirklich braucht, damit es ihm gut geht – das ist nicht nur eine philosophische Frage, sondern eine, die ganz konkret zur Genesung beitragen kann. Wir haben das mit den Patientinnen und Patienten meiner Klinik für Naturheilkunde an den Evangelischen Kliniken Essen-Mitte immer wieder erlebt: Erst geraten sie in Stress, weil die üblichen Mechanismen, die von sich selbst ablenken, hier nicht funktionieren. Wir haben quasi unseren eigenen kleinen Lockdown: ohne Fernseher und Radio, ohne viele Besucher, aber mit viel Zeit, sich selbst zu erfahren – durch Meditation, kalte Wickel, aber auch Gespräche in der Gruppe oder mit unseren Ordnungstherapeuten. Die erarbeiten – parallel zur medizinisch-naturheilkundlichen Therapie – mit den Patientinnen und Patienten eine Art To-do-Liste: Wo stehen wir eigentlich? Wie nehmen wir uns wahr – wie sehen uns andere? Und wo wollen wir hin? So ein Ziel zu formulieren ist bereits der erste Schritt zur Besserung.

Unsere Patientinnen und Patienten sind alle schon seit Jahren chronisch krank und haben eine Odyssee von Arztbesuchen hinter sich, ohne ausreichenden Erfolg – deshalb wurden sie irgendwann zu uns geschickt. Häufig kommen sie im Laufe der Behandlungen dann darauf, dass sie – aus den verschiedensten Gründen – Grundfragen ihres Lebens nicht geklärt haben. Ein schmerzkranker Pilot zum Beispiel realisiert, dass er nicht nur trainiert wurde, seine Beschwerden wegzustecken (weil er keine betäubenden Medikamente nehmen darf), sondern auch Gefühle in der Beziehung zu seiner Frau. Oder ein junger Mann mit einer chronischen Darmentzündung muss sich darüber klar werden, ob er den Stress einer Wirtschaftskarriere aushalten will oder ob es nicht eher sein Vater ist, dem er es recht machen will, weil der als Banker einen Sohn erwartet, der in seine Fußstapfen tritt.

Krankheiten, lernen wir aus solchen Beispielen, sind nicht nur Störfaktoren in einem Leben. Wie sie sich jeweils äußern und wo unsere jeweiligen Schwachstellen sind, das hängt stark von unserer Genetik ab. Aber darüber hinaus senden sie auch Botschaften, die uns auf etwas hinweisen können. Wenn wir diese Zeichen ernst nehmen, das zeigen die vielen Patientengeschichten, die wir täglich erleben, hat das großen Einfluss auf unsere Symptome und unsere Lebensqualität. Es gibt immer wieder Betroffene, die schildern, sich

Wachsende Lebenserwartung: gesunde und kranke Jahre

Veränderung der Lebenserwartung 2007–2017 (in Jahren) in den nach Bruttosozialprodukt reichsten Ländern und Singapur

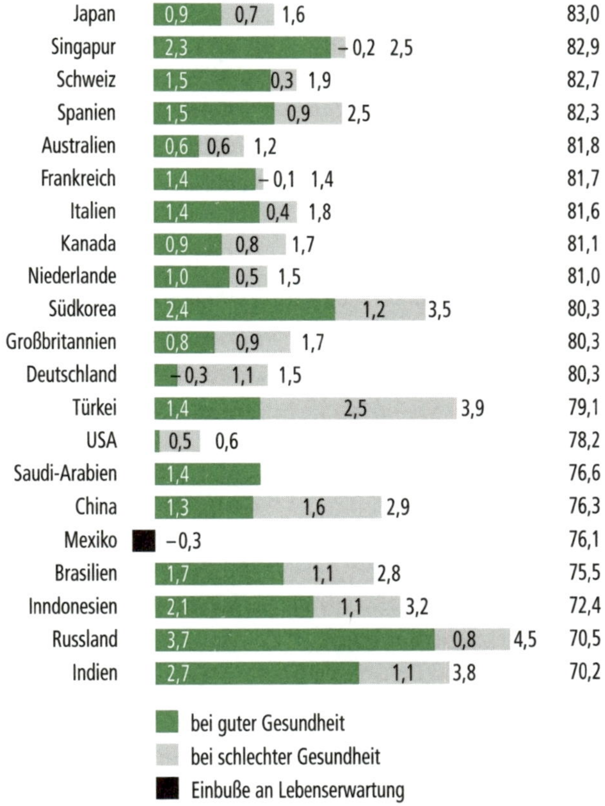

Wachsender Wohlstand drückt sich in längerer Lebenserwartung aus, aber das Plus an Jahren ist häufig durch Krankheit bestimmt. Das gilt auch für Deutschland. (Summen gerundet)

Quelle: Institute für Health and Metric Evaluation (o.J.)

nach solchen Aha-Erlebnissen wieder »gesund« zu fühlen – auch wenn ihr Migräneschmerz vielleicht immer noch bei 7,5 auf einer Skala von 10 liegt oder der Krebs wiederkehren wird. Da passt dann wieder Bonhoeffer: »Es gibt ein erfülltes Leben trotz vieler unerfüllter Wünsche.«

Fallbeispiel Fibromyalgie: »Ich hatte mich verloren!«

Es fing an mit Magenproblemen, auf die Schmerzen in Händen und Füßen folgten, dann im Rücken. Eine verzweigte Reise durch die verschiedensten Facharztpraxen, von Darmspiegelung zu Herzkatheter, vom Endokrinologen zum Rheumatologen, brachte kein Ergebnis. Schließlich lautete die Diagnose »Ganzkörperschmerz«, im Medizinerdeutsch Fibromyalgie, ein rätselhaftes Symptomenbild mit unklarer Ursache, für das es keine wirkliche Therapie gibt.

Nach sechs Jahren ist die Patientin, die zuvor 42 Jahre bei derselben Firma gearbeitet hatte und in dieser Zeit nur dreimal krank war, seelisch und körperlich am Boden. Sie entwickelt zusätzlich eine Angststörung, bekommt zum Beispiel Panik, nur wenn ihr Mann mit dem Auto unterwegs ist. »Ich konnte da nicht gegensteuern, auch wenn ich wusste, dass das Blödsinn war. Das war, als würden bei mir Mäuse durch den Kopf rennen.« Um weiter funktionsfähig zu bleiben, plante und strukturierte die Patientin, Einkäuferin bei einem großen Unternehmen, ihren Tag komplett durch, ein verzweifelter Versuch, wenigstens irgendetwas noch unter Kontrolle zu behalten. Doch heute sagt sie: »Ich hatte mich längst verloren!«

Der anspruchsvolle Job, viele Reisen, die Pflege der Mutter über acht Jahre, schließlich die Sterbebegleitung – die Patientin nahm viele Herausforderungen an, bis ihr Körper rebellierte. Erst in der Ruhe der Naturheilkunde-Klinik erkannte sie: »Ich war gar nicht mehr ich. Ich war irgendwie permanent auf der Flucht!« Die naturheilkundlichen Behandlungen helfen ihr dabei, zu sich zurückzukehren, sich anders zu spüren als durch Schmerzen. Atmen und Meditation, Wickel und Auflagen, Akupunktur und Entspannungsübungen halfen dabei, auch eine Fantasiereise in ihren brennenden, verkrampften Magen: Vieles, sagt sie, hat sich in ihr gelöst. »In den Gesprächen mit anderen habe ich gemerkt, dass es Menschen gibt, die sich nur noch über ihre Schmerzen definieren. Das wollte ich nicht!«

Nach zwei Wochen Klinik nimmt die 61-Jährige einiges mit, was sie, wie sie hofft, immer wieder neu erden kann. Die Fibromyalgie ist nicht verschwunden, aber die Symptome sind deutlich besser geworden, und sie weiß jetzt, dass sie sich nicht nur um andere, sondern vor allem auch um sich selbst kümmern kann.

Risikoarm, aber kontaktlos?

Unerfüllt bleibt für uns jedenfalls der Wunsch, alles kontrollieren zu können. Das war schon immer so, aber die Pandemie hat das besonders drastisch deutlich gemacht: Selbst die moderne Medizin ist oft hilflos. So sind die wichtigsten Vorkehrungen gegen Covid-19 ganz simple Hygienemaßnahmen: Abstand halten, Hände waschen, lüften. Welche Impfstoffe langfristig nutzen und welche Medikamente den Verlauf lindern, muss sich erst noch zeigen.

Der neue Lebensstil, der den Rückzug in die Privatsphäre in den Mittelpunkt stellt (und somit auch Hygiene und Infektionsschutz gewährleistet), heißt »Cocooning«. Was diese Haltung des »Sich-Einspinnens« alles mit sich bringen wird, ist noch gar nicht abzusehen. Aber fest steht: Es wird in absehbarer Zukunft seltener zu physischen Kontakten kommen, virtuelle Treffen, zum Beispiel auch im Kulturbereich, werden zunehmen. Fernreisen werden nicht mehr mit derselben Sorglosigkeit gebucht werden, das Homeoffice bleibt erhalten, wenn auch vielleicht in geringerem Umfang. Innenstädte werden sich verändern, weil Kaufhäuser abgerissen und Büropaläste leer bleiben werden. Inzwischen heißt es häufig: Es wird kein Zurück mehr zu den alten Verhältnissen geben. Die Zukunft gehört einer Low Touch Economy, wie das internationale Board of Innovation schreibt.

So bedauernswert und zum Teil auch ökonomisch vernichtend diese Entwicklung für bestimmte Branchen ist, so stößt auch sie eine intensivere Beschäftigung mit dem Gesundheitsverhalten und auch den Voraussetzungen für Gesundheit an – alleine schon deshalb, um

Infektionsketten nachverfolgen zu können und für die nächste Epidemie gerüstet zu sein. Gesundheit wird plötzlich zu einem entscheidenden Wirtschaftsfaktor. Allein im ersten Quartal 2021 kostete der Lockdown rund 50 Milliarden Euro, bilanzierte das Kölner Institut der deutschen Wirtschaft (IW). Zwar waren Arbeitsausfälle durch chronische Krankheiten wie den Rückenschmerz schon immer beachtlich. Für 2017 schätzte die Bundesanstalt für Arbeitsschutz und Arbeitsmedizin die krankheitsbedingten volkswirtschaftlichen Produktionsausfälle auf immerhin 88 Milliarden Euro und den Ausfall an Bruttowertschöpfung auf 149 Milliarden Euro. Aber es schien erst den Pandemieschock zu brauchen und die Bilder stillgelegter Fließbänder, um das Bewusstsein dafür zu schärfen, dass man gegen diese Missstände etwas tun kann – die Gesundheit fördern.

Gesundheit als öffentliches Gut

Selbst die Pandemie hat also ihre guten Seiten, unter anderem die, dass der Forschungsgegenstand »Public Health« weiter Aufwind erhält – ein Bereich, der in Deutschland nach positiven Anfängen lange Zeit in der Sackgasse der nationalsozialistischen Rassenhygiene stecken geblieben und stillgelegt worden war. Nur die Epidemiologie und die Sozialmedizin durften sich weiterentwickeln. Public Health, wie diese Medizinrichtung zum Beispiel in Skandinavien oder Großbritannien praktiziert wird, hat einen gezielt emanzipatorischen Ansatz, einen, der auf Gesundheitsbildung und Selbstmanagement abzielt, neben der Betrachtung von Gesundheit als öffentlichem und sozialem Gut. Diese Sichtweise – die im Übrigen völlig der Tradition wie auch dem Verständnis der modernen, evidenzbasierten Naturheilkunde entspricht – setzt sich nun auch in Deutschland durch und erhält zusätzlichen Anschub durch die bitteren Lehren der Pandemie. Die Gesundheitsämter könnten im Idealfall viel mehr, als Hygienestandards zu überprüfen und amtsärztliche Sprechstunden abzuhalten. Doch sie sind, wie Klaus Reinhardt, Präsident der Bundesärztekammer, im Verlauf der Pandemie sagte, »kaputtgespart« worden.

Das »neue Normale« wird vermutlich darin bestehen, dass Technologien wie Zoom oder kontaktloses Zahlen per Handy unseren Alltag zunehmend bestimmen. Viele Geschäfte und Lokale werden aus unserem Blickfeld verschwinden, die Kaufhäuser standen ohnehin schon am Rande des Bankrotts, die Kultur wird sich stärker digitalisieren oder vielleicht auch nur nach Anmeldung möglich sein. So manches Spontane wird sich langsam aus unserem Alltag zurückziehen, das ungezielte Gemeinsame eines Einkaufsbummels oder der ungeplante Treff von Kollegen in der Kaffeeküche. Im Gegensatz dazu wird das Tragen von Masken noch lange nicht aus unserem Alltag verschwinden – so sinnvoll, wie es aus Gründen des Infektionsschutzes ist, so sehr verändert es unser Miteinander, ob wir wollen oder nicht. »Ich halte das nicht aus, wenn ich kein Lächeln mehr sehen kann«, erklärte mir eine Patientin, die während der Corona-Zeit eine Depression entwickelte. »Und meine Tochter hat mir gesagt, ich dürfe pro Woche nur einen einzigen Kontakt außerhalb der Familie haben, sonst könnte ich meine Enkelkinder nicht mehr sehen!«

Die Kontaktarmut zwischen Menschen, ob es nun an der Supermarktkasse ist oder unter Freunden, ist ein hoher Preis, den wir für den Infektionsschutz zahlen. Die Einsamkeit, die daraus tendenziell entsteht, kann krank machen oder bestehende Leiden verschlimmern, wie ich aus vielen Gesprächen mit unseren Patientinnen und Patienten weiß.

Wenn wir also schon die Mühen, Einschränkungen und vielleicht auch Verluste durch die Pandemie verkraften müssen, dann sollten wir aber auch mithilfe dieser Erfahrungen ein wenig zur Besinnung kommen – nicht nur, um für künftige Pandemien oder Herausforderungen wie den Klimawandel besser gerüstet zu sein, sondern auch, um in Zukunft ein besseres Leben zu leben. Der »Sinn«, der in »Besinnung« steckt, ist eine wichtige Ressource für Gesundheit. Das erkannte auch der amerikanisch-israelische Medizinsoziologe Aaron Antonovsky, der in den 1960er-Jahren Überlebende der Konzentrationslager interviewte. Er wollte ergründen, warum – trotz ähnlicher Ausgangsbedingungen – ein Teil von ihnen die durchlebten Traumata relativ gut überwinden konnte, ein anderer Teil aber nicht. Aus den Ergebnissen entwickelte Antonovsky eine Theorie des Ursprungs der Gesundheit: die Salutogenese. Die Chance, aufgrund negativer Ereignisse nicht zu erkranken, ist demnach dann größer, wenn man eine Entwicklung nachvollziehen kann, sich ihr nicht völlig hilflos ausgeliefert fühlt und den Sinn versteht.

Das erklärt auch, warum die Unberechenbarkeit der Seuche mit ihren Mutanten, aber auch das teilweise Chaos der politischen Entscheidungen eine große psychische wie körperliche Belastung darstellen – weil Planung fast unmöglich wird und sich viele Maßnahmen nicht wirklich erklären.

Kreativität statt Konsum

In Zeiten vor Corona haben Sie Stress oder Enttäuschungen vielleicht kompensiert, indem Sie sich etwas Kleineres oder Größeres gegönnt haben. Ein Stück Kuchen, einen neuen Pullover oder eine Lampe, die Ihnen schon länger ins Auge stach. Aber dann standen Sie plötzlich vor verschlossenen Türen. »Click & Collect« bot lange nicht das Erlebnis, sich wie früher bei einem Bummel inspirieren zu lassen. Wir alle kennen diese Momente der Entlastung – manche können sich mehr davon leisten, andere weniger. Doch alle haben wir plötzlich gespürt, wie uns solche kleinen Fluchten geprägt haben und wir sie nun vermissen. Auch hier kehrte ein Moment der Besinnung ein: Eigentlich bietet der Kleiderschrank genug, und endlich haben wir auch Zeit, den kaputten Stuhl zu reparieren, anstatt einen neuen zu kaufen. Es wäre eigentlich schade, ihn wegzuwerfen.

Kreativität ist eine ganz wichtige Ressource, auch für Gesundheit, aber sie wird häufig durch Konsum überlagert und unterdrückt. Welche Kraft in der Kreativität steckt, konnte der ungarisch-amerikanische Psychologe Mihály Csíkszentmihályi in den 1970er-Jahren mit seiner Beschreibung des »Flow« zeigen. Das Geheimnis: der Stress einer Anforderung, die einen ganz in Anspruch nimmt, der man sich aber immer wieder gerne aussetzt, weil man sich ihr gewachsen fühlt. Die Vertiefung in eine solche Aufgabe fokussiert die Aufmerksamkeit und lässt Handeln und Bewusstsein verschmelzen. Dann verändert sich das Zeitgefühl: Man agiert im Hier und Jetzt. Kaskaden von Botenstoffen im Gehirn setzen das Glücksgefühl der intrinsischen Belohnung frei.

Der Lockdown hat auf den ersten Blick wenig Glücksgefühle ausgelöst – und vor allem auch die kreative Branche, mit ihren vielen als »Solo-Unternehmern« tätigen Künstlerinnen und Künstlern, hart getroffen. Doch ein buddhistisches Sprichwort sagt: »Wenn du auf den Tisch drückst, drückt er zurück.« Druck erzeugt also Gegendruck, deshalb setzten auch die Restriktionen des Lockdowns an vielen Orten Fantasie frei: Streaming-Konzerte, digitale Opern- und Theateraufführungen warben um Besucher. Digitale Chöre montierten ihre Stücke aus vielen Einzelstimmen zu einem Gesamtkunstwerk. Ein internationales Jazz-Festival fand aus den Wohnzimmern der Künstler statt, das Publikum irgendwo im Off verstreut. Aber immerhin konnten auf diese Weise auch Fans teilnehmen, die real nicht hätten anreisen können.

Auch wenn der Handlungsspielraum für alle unter den Corona-Bedingungen beschränkt blieb, so boten solche Initiativen wichtige Ventile, um der Angst und der Hilflosigkeit etwas entgegenzusetzen. »Kunst ist eine Wunde, die ins Licht gerückt wird«, schrieb der französische Maler Georges Braque und machte damit auf die Verletzlichkeit als Wurzel der Kunst aufmerksam. Umgekehrt kann Kreativität heilsam wirken – die Weltgesundheitsorganisation WHO hat 2019 einen Bericht über die Evidenzen dazu veröffentlicht, der über 900 Studien zusammenfasst. Kunst, ist das Ergebnis, wirkt nicht nur unmittelbar als Therapie eingesetzt, wie zum Beispiel Tanzen bei Parkinson oder Singen gegen Asthma, sondern sie verändert auch unsere sozialen Beziehungen und sonstigen Lebensbedingungen in positiver Weise.

Kunst kann psychische wie körperliche, soziale wie auch das Verhalten betreffende Veränderungen bewirken, die alle Einfluss auf die Gesundheit haben. Sie spricht unsere Gefühle an, was uns hilft, unsere Emotionen zu regulieren und Stress zu mildern. Das verbessert unsere mentale Gesundheit, reduziert Depression und senkt Risiken für Herz-Kreislauf-Krankheiten und Krebs. Die Auseinandersetzung mit Kunst kann ein Ersatz für soziale Kontakte sein und uns helfen, aus Einsamkeit auszubrechen, die ein negativer Faktor für viele Erkrankungen ist. Kreativität ist ein wichtiger Pfeiler für Widerstandsfähigkeit. Deshalb kann ich Sie nur darin bestärken, sich dafür einen Freiraum zu schaffen und – Lockdown oder nicht – diese Ressource, die in jedem von uns steckt, zu nutzen. Sagen Sie nicht, Sie hätten kein Talent – das, was Kunst ist, hat mit ästhetischen Ansprüchen und festen Formen nichts zu tun. Es ist ein Teil Ihrer ganz persönlichen Identität.

Resilienz, was ist das?

Jetzt ist wieder viel von Resilienz die Rede, aber um was genau handelt es sich dabei? Resilienz ist der Teil unserer Widerstandskraft, der sich nicht in Immunzellen ausdrückt und auch nicht als gezielte Antwort auf eine Bedrohung. Resilienz ist vielmehr die Summe von Eigenschaften, die uns helfen, uns nach Schicksalsschlägen wieder aufzurappeln, uns von Misserfolgen nicht wirklich unterkriegen zu lassen und aus Erfahrungen zu lernen, um beim nächsten Mal gewappnet zu sein.

Resilienzforscher gehen auch davon aus, dass zwingend immer wieder Schwierigkeiten und Herausforderungen im Leben auftreten, mit denen wir fertigwerden müssen. Dabei kommt es für unsere körperliche und seelische Gesundheit weniger darauf an, womit wir konfrontiert werden, sondern eher, wie wir darauf reagieren. Häufig lässt sich beobachten, dass Menschen, die schwere Krisen bewältigen müssen, gestärkt daraus hervorgehen. »Keine Weisheit ohne Schmerz«, schrieb der antike griechische Dichter Aischylos. Moderne Psychologen sprechen auch von »posttraumatischem Wachstum«.

Aber warum gibt es Menschen, die aus einer Krise gestärkt hervorgehen, und andere, die daran zerbrechen? Ein Teil der Faktoren, die darüber bestimmen, sind einfach angeboren – vor allem die Frage der Mentalität: Ist man risikofreudig oder nicht? Introvertiert oder extrovertiert? Selbst die körperliche Konstitution hat Einfluss. Viel, viel wichtiger aber ist die Biografie, das Erlebte und Erfahrene. Wie viel Liebe wir in unserer frühen Kindheit erfahren haben, ob wir damals eine stabile Bezugsperson hatten, auch wenn es vielleicht nicht die Eltern waren, ist prägend für unsere Resilienz. In den ersten 20 Jahren unseres Lebens entwickeln wir auch Eigenschaften wie Optimismus, einen moralischen Kompass, eine spirituelle oder religiöse Haltung, Flexibilität des Denkens statt eingefahrener Muster und soziale Bindungen.

In unserer Arbeit mit Patientinnen und Patienten arbeiten wir daran, solche Ressourcen, die häufig verschüttet sind und deshalb nicht erkannt werden, freizulegen und den Betroffenen Zugang dazu zu ermöglichen. Dabei helfen Gruppen- und Einzelgespräche in der Ordnungstherapie, zum Beispiel die Arbeit mit »kognitiver Umstrukturierung«. Sie hilft dabei, negative Denkmuster zu entlarven und neue Reaktionsmuster aufzubauen. Eine wichtige und nicht zu unterschätzende Rolle spielt aber auch eine achtsame und liebevolle Haltung aller Pflegenden und Therapeuten.

Resiliente Menschen denken positiv und sind trotzdem Realisten, schreibt in der *New York Times* Eilene Zimmerman, die zu diesem Thema viele Interviews geführt hat. Negativen Nachrichten hängen Resiliente nicht lange nach, sondern suchen auch im Unglück eher nach dem positiven Kern. Was sie nicht ändern können, nehmen sie hin. Sie sind häufig altruistisch und ziehen daraus Befriedigung und neue Kraft. All das tun sie nicht allein, sondern sie sind Teil eines sozialen Netzwerks, das sie stützt und zu dem sie selbst beitragen.

Eine dickere Haut für Körper und Seele

Was macht uns stark und hilft uns im Alltag genauso wie in Krisen? Jedenfalls nicht, dass wir uns eine Hornhaut auf der Seele zulegen und den Kopf einziehen, bis der Sturm des Lebens vorbeigezogen ist. Wie Sie an all diesen Beispielen erkennen können, ist es wichtig, nicht stehen zu bleiben, körperlich wie psychisch, einen offenen Blick zu behalten für neue Chancen, die sich auftun, auch zu erkennen, dass man nicht alleine ist, sondern sich Hilfe holen kann – und wenn es sein muss, dann hilft schon ein virtuelles Netzwerk.

Veränderung ist immer möglich, das sehen wir täglich bei unseren Patientinnen und Patienten. Das, was ihnen hilft, sind nicht nur die medizinische Therapie und die naturheilkundlichen Anwendungen. Die Basis für alles ist die Bereitschaft, das Leben wieder in die eigene Hand zu nehmen, so, wie es eben ist, es noch einmal mit frischem Blick zu betrachten – mit dem »beginners' mind«, wie der Meditationsforscher Jon Kabat-Zinn das nannte, und »non-judgmental«, ohne ständige Wertungen. Daran arbeitet unser ordnungstherapeutisches Team, das den verschiedensten Berufsfeldern angehört: Psychologie, Pädagogik, Gesundheitswissenschaft, Physiotherapie, Ernährungs- und Sportwissenschaft und andere mehr – gemeinsam mit den Patientinnen und Patienten.

In einem Gesundheitswesen, das von einer invasiven Hochleistungsmedizin geprägt ist, nimmt diese subjektive Seite der Gesundheit, die uns so wichtig ist, leider kaum Raum ein, obwohl uns Salutogenese, Resilienz- und Placeboforschung täglich erneut zeigen, wie wichtig diese Ebene ist. Deshalb reicht es auch nicht, Krisen wie die Covid-19-Pandemie nur von der biologischen Seite her zu betrachten.

»Social distancing«, kritisiert zum Beispiel Christian Schubert, der das Labor für Psychoneuroimmunologie an der Universitätsklinik Innsbruck leitet, »ist wie ein Kunstfehler in der Medizin. Offensichtlich wird hier *physical distancing* und *social distancing* verwechselt.« Soziale Kontakte seien überlebenswichtig, auch wenn körperlicher Abstand eingehalten werden müsse. So eine reduktionistische Sicht der Medizin verstelle den Blick auf alles, was dem Immunsystem helfe, uns aber in der Pandemie weggenommen worden sei: wie Freude an Kunst und Kultur, der Kontakt mit anderen oder Selbstwirksamkeit. Die ständigen Wendungen in der Lockdown-Politik verstärkten negative Gefühle wie Kontrollverlust und Verständnislosigkeit. Auch sei eine Medienberichterstattung, die häufig nur die Todeszahlen in den Vordergrund schiebe, schlecht für die Gesundheit. Das sind keine willkürlichen Einschätzungen des Wissenschaftlers, er kann diese Aussagen mit Studien belegen. »Panik und Angst«, sagt er, seien auf jeden Fall völlig kontraproduktiv und ließen sich durch keine Impfung wiedergutmachen.

Fallbeispiel Fibromyalgie: »Ich vermisse das Umarmen, das Lächeln der Menschen!«

Sehr empfindsam auf die zwischenmenschlichen Veränderungen durch Covid-19 reagierte eine Patientin Anfang sechzig, die ausgerechnet aus dem Kreis Heinsberg stammte, einem der »Epizentren« der Pandemie. Bei ihr stellten sich neben einer Depression auch verschiedene andere Beschwerden wie eine Glutenunverträglichkeit, Gewichtsverlust, Tinnitus und die Schmerzkrankheit Fibromyalgie ein. Die Einschulung der Enkelkinder fiel aus Infektionsschutzgründen als Familienfest flach. Die regelmäßigen Besuche der Kleinen, die im selben Haus wohnen, führten zu Debatten zwischen Eltern und Großeltern, wer wann mit wie vielen Menschen Kontakt haben dürfe, um niemanden zu gefährden – bis sich die Erwachsenen völlig darüber zerstritten.

»Diese komplette Isolation hat mich den letzten Nerv gekostet«, sagt die Unternehmerin. »Mich macht das auch fertig, dass ich die Menschen nicht lächeln sehe.« Von der Behandlung in der naturheilkundlichen Psychosomatik hat sie sehr profitiert, zum Beispiel von der Leber-Akupunktur und der Heilmassage GuaSha. Das Unternehmen hat sie nach 33 Jahren verkauft und sie will die Rückbesinnung, die sie in der Mind-Body-Medizin erfahren hat, für eine Neuorientierung nutzen. Das geht sogar im Lockdown.

Man kann also einiges tun für eine »dickere Haut für Körper und Seele«, wie das einmal einer unserer Patienten mit diesem Bild so treffend beschrieb. Lassen Sie uns also gemeinsam zur Besinnung kommen und überlegen, was wir aus den bisherigen Erfahrungen gelernt haben und wo wir uns noch weiter entwickeln müssen – ein positiver Ausblick, ohne Angst und Panik. Ich möchte Ihnen in den folgenden Kapiteln helfen, Ihre Stärken und eigenen Ressourcen zu entdecken, einen neuen, mutigen und optimistischen Blick auf diese Welt zu werfen, auch wenn sie kompliziert bleibt und – nach der Pandemie – auch nicht mehr so sein wird, wie sie einmal war. Ganz neue Herausforderungen warten auf uns, zum Beispiel durch den Klimawandel, der, wie das britische Medizinjournal *The Lancet* schreibt, die größte Bedrohung der Gesundheit dieses Jahrhunderts darstellt. Jeder und jede von Ihnen bringt alle Voraussetzungen mit, das Leben nachhaltig und positiv zu gestalten. Die wissenschaftliche Naturheilkunde als Teil der modernen Medizin setzt auf dieses positive Menschenbild und unterstützt Sie dabei, Vertrauen in Ihre eigenen Kräfte zu entwickeln. Ohne das nämlich nützt die beste Medizin wenig.

Die Welt nach der Pandemie

Für immer verändert?

Das haben Sie sicher auch schon erlebt: Sie betrachten in der Zeitung ein Foto oder sehen einen Film im Fernsehen – und sind sofort alarmiert: Die halten ja überhaupt keinen Abstand! Die Zeiten, in denen man sich ohne Maske und in engem Kontakt begegnete, scheinen einer lang zurückliegenden Vergangenheit anzugehören. Ob es wohl jemals wieder so wird?

Wenn man den Experten glauben darf, dann ist die Antwort »Nein«. Die Arbeitswelt wird sich verändern – nicht nur, dass Dienstreisen weitgehend der Vergangenheit angehören, auch die klassische Büroarchitektur wird sich geradezu in Luft auflösen. Wer einen Schreibtischjob hat, arbeitet von zu Hause oder mietet sich irgendwo für ein paar Stunden oder Tage einen Computer mit möblierter Infrastruktur. Auch das Lernen wird sich in größerem Maße von den Schulgebäuden und dem Präsenzunterricht wegbewegen. Das, was in den USA schon lange prognostiziert wurde, wird nun bei uns vielleicht Realität: das dezentrale, nicht hierarchische Lernen, einzeln oder in Kleingruppen mit mobilen Tablets und moderner digitaler Technik.

Das Screenen auf Infektionen und Krankheitserreger wird am Arbeitsplatz oder auch in Behörden so selbstverständlich werden wie das Ziehen einer Nummer in einer Warteschlange. Fernreisen werden umständlicher und viel teurer, denn ein Großteil der Anbieter wird die Pandemie wirtschaftlich nicht überleben. Schon heute werden neu gebaute Kreuzfahrtschiffe abgewrackt. Geopolitisch zeichnet sich ohnehin ein Ende der Globalisierung ab: Die Pandemie hat die Verwundbarkeit der international vernetzten Lieferketten gezeigt. Die Re-Nationalisierung zwingt Unternehmen, neue Strukturen aufzubauen und ihre Märkte näher an die Produktion anzuschließen. China wird ein zunehmend aggressiver Kämpfer um die ökonomische und politische Vorherrschaft auf diesem Planeten. Und schließlich kommt das noch hinzu, was viele Kommentatoren als »After-Shock« bezeichnen, die Wellen der globalen Verschuldung, die wie ein Tsunami die Wirtschafts- und Sozialsysteme überfluten und vielleicht auch einreißen.

Die Welt segelt schon lange am Rande dieser Bugwelle entlang – damit meine ich nicht nur, was frühere Prognosen einer irgendwann drohenden Pandemie angeht. Sondern auch die Warnungen vor Finanz- und Wirtschaftskrisen, die schleppende Digitalisierung in Europa und der Vertrauensverlust in die politischen Parteien der Mitte, unterstützt durch ein disruptives Informationssystem, in dem ein Journalismus, der rund 500 Jahre Bestand hat, langsam untergeht in Desinformation, Influencing und Faktenchecks. Vieles hätte schon längst geschehen können, sollen, müssen – aber wir waren bequem und wollten nicht realisieren, wie eng vernetzt diese Welt bereits ist.

Dafür verändert sich nun sehr vieles gleichzeitig und in atemberaubendem Tempo: Alltag, Beruf, soziale Kontakte, Wirtschaft, Kultur, Geopolitik, Medien. Der Ausgang ist völlig offen und unberechenbar – das Unvorhersehbare ist eine enorme psychische Belastung. Wir realisieren, dass unsere Welt gar nicht so behütet ist, wie wir glaubten, und wir verlieren zumindest teilweise die Kontrolle über unser Leben.

All das sind Faktoren, die, wie wir im ersten Kapitel gesehen haben, krank machen können, wenn es uns nicht gelingt, eine gesunde Resilienz aufzubauen. Aber, wie einige der Fallgeschichten in diesem Buch zeigen, für viele Menschen liegt in dieser Krise auch die Chance umzusteuern, sich auf das Wesentliche in ihrem Leben zu besinnen. Die indische Autorin Arundhati Roy schreibt: »In der Geschichte haben Pandemien immer wieder Menschen gezwungen, mit der Vergangenheit zu brechen und sich ihre Welt neu zu erfinden. Mit der jetzigen ist es genauso. Sie ist eine Tür – ein Übergang von einer Welt in die nächste.«

Die Narben der Einsamkeit

Natürlich schauen wir bei unseren Patientinnen und Patienten auch auf die Beschwerden und die Diagnosen, die ihnen zugrunde liegen. Mindestens ebenso wichtig sind aber auch ihre Lebensgeschichten und die Frage, wie ihr Alltag aussieht. Von Kritikern der Naturheilkunde wird das gerne belächelt. »Die reden ja nur, das könnten wir auch!«, heißt es dann. Aber erstens stimmt das nicht – unsere Patienten durchlaufen das ganze Spektrum an medizinischer Diagnostik und haben jeden Tag manuelle und andere Anwendungen. Und zweitens wird die individuelle Befindlichkeit von der Hochleistungsmedizin leider viel zu sehr geringgeschätzt. »Das ist ja nur anekdotisch«, kommentieren das dann Ärzte im Gespräch miteinander. Aber es gibt keine rein objektiven Diagnosen und Behandlungsmethoden. Wie sich die Summe der biochemischen Daten auswirkt, hängt ganz entscheidend von der Persönlichkeit und Geschichte der einzelnen Betroffenen ab. Deshalb frage ich bei meinen Visiten vieles, was mit der chronischen Migräne oder dem Darmleiden auf den ersten Blick gar nichts zu tun hat. Wenn man sich viel mit Menschen beschäftigt, entwickelt man Intuition, was das Gegenüber angeht, und oft erweisen sich solche Gespräche als

Schlüssel für eine positive Wende in der Therapie. »Wie haben Sie das denn erraten, Sie kennen mich doch gar nicht?«, ist die typische Reaktion, wenn ich zum Beispiel danach frage, was eigentlich der Ehepartner von den Beschwerden hält oder ob die Beziehung zu den erwachsenen Kindern spannungsfrei ist.

Der Mensch ist ein soziales Wesen. Sehr häufig liegt in zwischenmenschlichen Konflikten der Auslöser, wenn nicht sogar auch die Ursache körperlicher und psychischer Reaktionen. Aber umgekehrt kann es auch sehr belastend sein, wenn man – wie im Lockdown – von wichtigen Menschen abgeschnitten wird oder nicht einfach die Anonymität zum Beispiel in einem Café genießen kann, allein unter vielen anderen. »Einsamkeit« ist deshalb ein Wort, das ich im Corona-Jahr 2020 besonders oft gehört habe, das Leiden an der erzwungenen Abschottung. Sosehr sie vom Infektionsgeschehen her notwendig war, so sehr muss man sie als krank machenden Faktor ernst nehmen und nach Wegen suchen, die Betroffenen vor Depression und anderen belastenden Symptomen zu schützen.

Während Eigenzeit, Zeit, die niemand anderer beansprucht, ganz wichtig zur Erholung und Entspannung ist, bedeutet eine Isolation, die nicht einfach beendet werden kann, Stress für Psyche und Körper. Natürlich ist es ein Unterschied, ob man sich freiwillig absondert, zum Beispiel auf eine Pilgerwanderung geht, oder ob man sozial ausgegrenzt wird, wie Kinder, die in der Schule gemobbt werden und keine Freunde mehr finden. 17 Prozent der Deutschen fühlen sich nach einer repräsentativen Umfrage aus dem Jahr 2019 häufig einsam, 30 Prozent immer wieder mal. Zu ähnlichen Werten kommt eine Umfrage 2020 im Auftrag des *SPIEGEL*, nach der 16 Prozent sehr stark oder stark unter der Einsamkeit der Pandemieeinschränkungen leiden.

Im Laufe der Evolution war es für uns überlebenswichtig, eine Verbindung zu anderen Menschen zu haben, denn Isolation konnte leicht tödlich enden. Nur in der Gruppe gelang es unseren Vorfahren, sich zu behaupten. So scheint das Gefühl der Einsamkeit wie eine Warnung zu sein, die Menschen in Stress versetzt: Einsame Menschen haben größere Mengen an den Botenstoffen Cortisol und Adrenalin in Speichel und Urin. Einsamkeit aktiviert auch dieselben Regionen des Gehirns wie körperlicher Schmerz, zeigen Hirnscans. Sie kann – ebenso wie dieser – körperlich wehtun. John Cacioppo, Psychologe an der University of Chicago, nannte Einsamkeit deshalb »sozialen Schmerz«.

Wichtig ist dabei weniger die tatsächliche Zahl der Menschen, die man um sich hat, sondern das subjektive Gefühl, nicht verbunden zu sein. Dominiert dies über längere Zeit, wird die Einsamkeit also chronisch, beeinträchtigt das die Funktionen des Herz-Kreislauf- wie des Nervensystems und unterdrückt auch die Immunabwehr. Einsamkeit scheint genauso gesundheitsschädlich zu sein wie Rauchen oder Übergewicht, schreibt das amerikanische Wissenschaftsjournal *Science*. Einsame Menschen haben den Forschungsdaten nach zum Beispiel ein höheres Risiko für Infektionskrankheiten wie HIV oder auch nur einen gewöhnlichen Schnupfen. Einsamkeit fördert die Entzündungsbereitschaft des Körpers und regelt Gene

Warum Einsamkeit nicht guttut

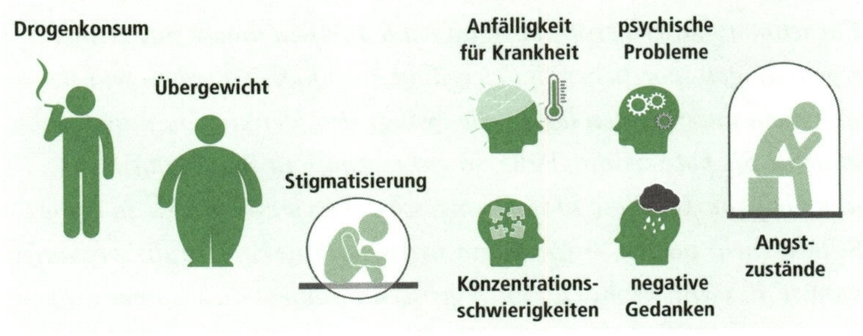

Das Risiko, vorzeitig an Einsamkeit zu sterben, ist so groß wie bei Rauchern und Übergewichtigen. Das zeigt ein mehrjähriges Forschungsprojekt der EU.

Quelle: EU Science Hub 2019

herunter, die eigentlich dafür da sind, die Kaskaden dieser Botenstoffe zu durchbrechen. Sie verringert auch die Fähigkeit, sich zu regenerieren: Die Betroffenen schlafen schlechter, auch wenn sie das während einer ausreichenden Zahl an Stunden tun, und sie profitieren weniger von sportlicher Bewegung als andere.

Hinzu kommen soziale Faktoren: Einsame Personen essen im Schnitt weniger gesund, trinken mehr Alkohol und bewegen sich weniger. Das Gefühl der Einsamkeit hat jedoch auch eine genetische Komponente, zeigen Zwillingsstudien, ähnlich wie bei der Depression. Sie kann sich sogar darauf auswirken, was wir weitervererben. »Das gilt aber nicht für Perioden, wo man einfach mal schlecht drauf ist«, betont Einsamkeitsforscher Cacioppo. »Damit sich die Muster der Genexpression verändern, muss man sich schon grundlegend einsam in der Welt fühlen.« Dabei wirken die biologischen Veränderungen, welche die Einsamkeit auslöst, negativ auf die Gefühle zurück.

Fallbeispiel Achillesferse: »Ich wollte mir selbst davonlaufen«

Seit Frau F. und ihr Mann sich nach vielen Jahren Ehe trennten, kommt sie im wahrsten Sinne des Wortes nicht mehr auf die Beine. Ein schmerzhafter Fersensporn an beiden Füßen macht ihre früher regelmäßigen sportlichen Spaziergänge zur Qual. Trotzdem will sie sich nicht unterkriegen lassen, sie zwingt sich, denkt: »Du musst laufen!« Sie polstert ihre Füße, so gut es geht, mit Blasenpflastern und Gelpads. Bis diese so stark angeschwollen sind, dass sie in keine Schuhe mehr passen. Irgendwann sagt sich Frau F.: »Vor dir weglaufen kannst du nicht. Wohin du auch gehst, du nimmst dich immer mit!« Dann, gerade als sie sich mit sich selbst auseinanderzusetzen beginnt, muss sie ihre Mutter bei einer schweren Krankheit begleiten. Nicht viel später stirbt diese in einem Hospiz an Krebs. Erneut hat Frau F., die

inzwischen auch geschieden ist, einen ihr nahen Menschen verloren. Mit den Nerven völlig fertig, begibt sich die Erzieherin für rund drei Monate in psychiatrische Behandlung und anschließend in eine Reha. Danach kann sie Teilrente beantragen, mehr bewilligt das Amt nicht. Sie muss weiterhin arbeiten, zumindest drei bis sechs Stunden täglich. Eine Umschulung lehnt das Arbeitsamt wegen ihres Alters, sie ist 50, ab. Frau K. hat große Angst, an ihrem Schicksal nichts mehr ändern zu können, als sie einen letzten Versuch startet und sich in unsere Naturheilkundliche Klinik als Schmerzpatientin einweisen lässt. »Ich war vom ganzen Körper her angespannt, vom Kopf bis in die Füße«, sagt sie. Anfangs hat sie Mühe, zum Beispiel ein Vollbad mit ätherischen Ölen auszuhalten, das 20 Minuten lang dauerte: »Ich wollte immer weiter, weiter ...« Sie lernt Entspannungstherapie und Meditation mit Atemübungen. Die Neuraltherapie zeigt bei ihr enorme Erfolge. Bei dieser erweiterten »therapeutischen Lokalanästhesie« wird örtlich begrenzt ein Betäubungsmittel an schmerzhafte Stellen oder Narben des Körpers gespritzt.
Eine erste Wende zeichnet sich ab, als eine Spritze in eine Narbe im Mund plötzlich Krämpfe an der weit entfernten Achillessehne auslöst. Schließlich untersucht mein Kollege Jonto Saha, ein Experte für Schmerztherapie, die Kiefergelenke und stellt fest, dass sie Blockaden aufweisen, die sich bis auf die Füße übertragen: Die Ursache für die Fersensporne sind gefunden – eine Zahnschiene soll künftig Erleichterung bringen. »Ich war so dankbar, dass man sich in dieser Weise um mich gekümmert hat und ich nicht mehr allein kämpfen musste«, sagt Frau F.

Die Jungen leiden mehr als die Alten

Einsamkeit ist ein soziologisches Phänomen, das in allen Industriegesellschaften auftritt und das, da es deutliche Spuren in der Lebensqualität wie der Gesundheit hinterlässt, uns weiter beschäftigen wird –

auch, wenn wir nicht mehr im Lockdown sind. Interessanterweise sind die Jugendlichen und jungen Erwachsenen diejenigen, die sich am einsamsten fühlen – vielleicht auch deshalb, weil in dieser Lebensphase noch vieles offen ist und unsere Multioptionsgesellschaft gerade wegen der vielfältigen Möglichkeiten Orientierung erschwert. In Großbritannien zum Beispiel antworteten auf eine Umfrage unter 55 000 Menschen 40 Prozent der 16- bis 24-Jährigen, sie fühlten sich einsam. Bei den über 75-Jährigen waren es weniger, 27 Prozent. In Deutschland sind die Verhältnisse ähnlich.

Das widerspricht Prognosen wie denen des Hamburger Zukunftsforschers Horst Opaschowski, vor allem die älteren Menschen stünden vor einer »Epidemie der Einsamkeit«.

Es sind die Jüngeren, die am stärksten von Corona belastet sind – und es vielleicht auch bleiben. Laut einer Umfrage der Techniker Krankenkasse haben 38 Prozent der 18- bis 39-Jährigen erhebliche Probleme, mit den Kontakteinschränkungen zurechtzukommen. Bei den über 60-Jährigen sind es hingegen nur 27 Prozent. Eine aktuelle Auswertung von mehr als 60 Studien im *Journal of the American Academy of Child and Adolescent Psychiatry* zeigte, dass Einsamkeit in jungen Jahren zu psychischen Problemen führen kann: Die betroffenen Kinder und Jugendliche litten bis zu dreimal häufiger an Depressionen und Angstzuständen, Symptomen, die bis zu neun Jahre lang anhielten. Es zeigte sich auch, dass die Dauer der Einsamkeit eine größere Rolle spielte als deren Intensität. Unter diesem Gesichtspunkt müssen auch die Schulschließungen kritisch betrachtet werden, und: Man muss die Frage stellen, ob den Kindern und Jugendlichen in der Impf-Priorisierung nicht ein besserer Platz eingeräumt werden müsste.

Seit wir aus Infektionsgründen gelernt haben, unsere Kontakte in »Haushalte« zu sortieren, fällt erneut auf, wie viele Menschen tatsächlich allein leben – und deshalb im Lockdown besonders isoliert waren: Rund 41 Prozent sind das laut Statistischem Bundesamt in

Deutschland. In den Großstädten sind die Anteile noch höher: In Hamburg zum Beispiel, schreibt der *Stern*, waren es 2019 sogar 54 Prozent. Nun bedeutet als Single zu leben nicht automatisch, sich einsam zu fühlen. Doch die Zahl der Anrufe bei der Telefonseelsorge nahm nach Ausbruch der Pandemie vor allem in den Metropolen deutlich zu. Im Mai 2020 hatten 80 Prozent der Befragten der zitierten TK-Umfrage angegeben, dass sie der fehlende Kontakt zu Familie und Freunden besonders belaste.

Gewinne und Verluste

Interessant ist die Frage, inwieweit virtuelle Kontakte – also Chatten, Skypen oder auch Zoomen – die Einsamkeit lindern können. 54 Prozent der Befragten überbrückten die Kontaktbeschränkungen durch Videochats mit Freunden und Familie. Konferenzen und Kongresse, die virtuell abgehalten werden mussten, vermittelten die Erfahrung, dass zwar der Plausch an der Kaffee-Bar ausfiel, dafür aber Referenten und Referentinnen gewonnen werden konnten, die real nicht hätten anreisen können. Ähnliches gilt für Kunstschaffende, die zwar vor leeren Konzertsälen oder Schauspielhäusern auftreten mussten, aber gleichzeitig online von viel mehr Menschen und über viele Ländergrenzen hinweg gehört werden konnten als früher. Die virtuelle Realität hat also durchaus auch Elemente der Kompensation, und viele davon, zum Beispiel die videogestützten Geschäftsbesprechungen, werden vermutlich bleiben.

Was die Einsamkeit angeht, so zeigen Studien aber auch die Schattenseiten der virtuellen Kommunikation. Die Fähigkeit, nonverbale Zeichen zu deuten, nimmt durch die Technik deutlich ab, so ein Experiment der University of California. Und an die Stelle der Intimität einer persönlichen Beziehung tritt eine oberflächliche Präsenz, die – wie zum Beispiel in den sozialen Medien, etwa Instagram oder Facebook – vom Zwang der möglichst guten Selbstdarstellung geprägt ist.

Es gilt also, in Krisenzeiten wie diesen sehr bewusst an einer guten Kommunikation zu arbeiten und nicht dem Reflex nachzugeben, sich noch weiter in sich selbst zurückzuziehen (siehe Anker 3).

Die Angst vor dem nächsten Virus

Ich weiß nicht, wie es Ihnen erging, aber ich hatte Nächte, in denen Maskenmenschen durch meine Träume geisterten. Schon rein optisch ist es für uns völlig ungewohnt, dass unsere Gegenüber ihre Gesichter hinter einer Maske verbergen – die Ungewissheit, ihre Mimik nur unvollständig ablesen zu können, verunsichert – das ist völlig normal. Hinzu kommt, dass wir veranlasst werden, automatisch auf Abstand zu gehen, was unsere Mitmenschen als potenzielle Feinde abstempelt: Jeder von ihnen ist ein Ansteckungsrisiko.

Was wird davon in unserem Miteinander bleiben? Die »Low Touch Economy«, das kontaktlose Geschäftsgebaren, hinterlässt bereits ihre Spuren, und sie wird sich weiter durchsetzen: Veränderungen von Werkbänken und Fließbändern, die Arbeitende voneinander trennen, Service-Roboter, die risikoreiche Tätigkeiten übernehmen, Animateure, die über Zoom die Kinder beschäftigen, während die Eltern im Homeoffice tätig sind, automatisierte Temperaturkontrollen in Banken und auf Behörden.

Sosehr das die Hygiene unterstützt und körperliche Krankheitsrisiken herabsetzt, so sehr belastet es unsere Psyche und schürt die Angst. Angst aber ist ohnehin schon ein Merkmal unserer Gesellschaft: Jeder vierte Deutsche leidet im Laufe seines Lebens an einer Angststörung, also an einem dominanten Gefühl der Furcht, das häufig nicht begründet ist. 10 bis 14 Prozent müssen sich deshalb in Behandlung begeben. Experten gehen davon aus, dass sich mit einer gewissen Zeitverzögerung die Traumatisierung durch die Covid-19-Gefahr und ihre Restriktionen in einer Welle psychischer Erkrankungen äußern wird. Fachleute aus Deutschland, Südafrika, Spanien und Nigeria haben das bei einem virtuellen Podiumsgespräch betont, das die Nationale Akademie der Wissenschaften Leopoldina gemeinsam mit der Südafrikanischen Akademie der Wissenschaften organisierte. Erste Erhebungen zeigen bereits, dass Depressionen, Angststörungen und andere psychische Erkrankungen vor allem während der Lockdown-Phasen zugenommen hätten. Nach Angaben der Techniker Krankenkasse lag der Anteil psychischer Erkrankungen in Deutschland im ersten Halbjahr 2020 bei fast 20 Prozent.

Eine große Herausforderung ist es bei Angststörungen, reale Ängste von pathologischen zu unterscheiden. Was Covid-19 angeht, ist dies eine besondere Herausforderung. Denn die Bedrohung ist real. In einer Anfang April 2020 von Infratest dimap durchgeführten Umfrage gaben 17 Prozent der Deutschen an, sehr große Angst zu haben, 34 Prozent äußerten große Angst. 2021 ist dieser Wert von insgesamt 51 auf 44 Prozent gefallen. Schon aus biologischen Gründen hält sich die Intensität der Aufregung nicht über Monate auf demselben Niveau. Reale Bedrohung und Wahrnehmung sind ohnehin zwei Paar Stiefel. »Nicht die Dinge an sich beunruhigen den Menschen, sondern seine Sicht auf die Dinge«, wusste schon der antike griechische Philosoph Epiktet (50–138).

Was die Bedrohung durch Viren angeht, die vom Tier auf den Menschen überwechselten, hat der Mensch allerdings lange Jahrzehnte eher weggesehen, anstatt sich zu beunruhigen. Zwischen 1960 und 2004 wurden 335 neue Krankheiten identifiziert – mindestens 60 Prozent davon wechselten die Art und sprangen vom Tier zum Menschen über. Die Zerstörung der Natur hängt damit genauso zusammen wie der Fleischverzehr (siehe Seite 176) und nicht zuletzt die industrielle Tierproduktion, die eine Art Brutstätte für das Entstehen und die Optimierung von Krankheitserregern darstellt.

Angst in Stärke umzuwandeln, um Lähmung zu vermeiden und gleichzeitig Missstände durch aktives Handeln zu beheben helfen, ist deshalb eine wichtige Strategie (siehe Anker 2 ab Seite 168).

Die Wiederentdeckung der Freundschaft

Soziale Beziehungen, haben wir gelernt, sind wichtig für unser psychisches und physisches Wohlbefinden. Freundschaften sind in Zeiten der Not besonders wichtig. Dabei ist es nicht egal, mit wem wir Kontakt haben. Der Berliner Psychotherapeut Wolfgang Krüger unterscheidet zwei Typen der Freundschaft – die Herzens- und die Alltagsfreundschaft. Diese letzteren eher beiläufigen, aber deshalb nicht weniger geschätzten Begegnungen beim Sport, im Chor oder beim Wandern litten sehr stark unter der Pandemie, weil die Anlässe wegfielen. Das sei ein Manko vor allem für ältere, alleinstehende Männer, so Krüger. Dagegen intensivierten sich diejenigen Freundschaften, mit denen man durch dick und dünn gehen könne.

Der Zürcher Psychoanalytiker Allan Guggenbühl sieht psychische Probleme ganz oben auf der Liste der Corona-Folgen und beschreibt in der *Neuen Züricher Zeitung*, warum. Er beklagt besonders den Verlust des Nebensächlichen in unserem Sozialleben: »Damit meine ich den freundschaftlich-spontanen Austausch in Restaurants, Bars oder während Freizeittätigkeiten. Es handelt sich um Treffen, die mit einer leichten Zerstreutheit einhergehen, spielerisch ablaufen und mit viel Emotion verbunden sind. Solche Begegnungen sind wichtig für Gemeinschaften – wenn sie eingeschränkt werden, ist das ein großer Verlust.«

Freundschaften und Beziehungen seien gerade in Krisen besonders wichtig, auch die ziellosen Gespräche (»Palaver«), in denen man sich Energie und Hoffnung hole, auch wenn letztlich nicht viel dabei herauskäme. Doch bei Corona geschehe, so Guggenbühl, zwangsläufig genau das Gegenteil: »Die Menschen werden auseinanderdividiert.«

Die Social-Media-Plattform Snapchat hat Menschen zwischen 13 und 40 Jahren in zehn Ländern befragt, wie sich die Pandemie auf ihre Freundschaften auswirkt, und von 36 000 Usern in zehn Ländern sehr unterschiedliche Antworten erhalten: Ein Drittel der Befragten gibt an, dass sich ihre Freundschaften verändert haben, aber von diesen erklärt jede oder jeder zweite, er oder sie fühle sich jetzt den Freunden näher als jemals zuvor. 45 Prozent hingegen beklagen größere Distanz, weil man sich eben nicht persönlich treffen könne. Covid-19 polarisiert, wie so häufig.

Die Covid-19-Pandemie und Freundschaftsbeziehungen

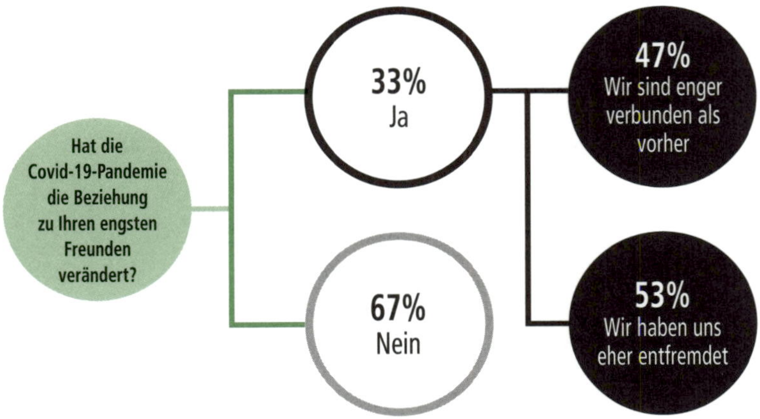

Die Pandemie hat wichtige Beziehungen gestärkt, andere abgebaut.

Quelle: Alter Agents Studie, Snapchat Inc. 2020

Das University College London untersucht in einem umfassenden Forschungsprojekt die sozialen und psychologischen Folgen der Covid-19-Pandemie. Auch diese Forscher kommen unter anderem zu dem Schluss, dass 15 Prozent der Briten eine Verbesserung ihrer engen Freundschaften feststellen, 22 Prozent aber eine Verschlechterung. Hier spielen auch kulturelle Fragen hinein, Altersgruppen oder Mentalitäten wie die Frage, ob man eher introvertiert oder extrovertiert ist, eher optimistisch oder deprimiert. Aber richtig ist sicher, was der Kommunikationswissenschaftler William Rawlins von der Ohio University in dem Snapchat-Report betont: »Alle denken, Freundschaften entstehen einfach so, ganz natürlich. Nein – man muss sich schon dafür anstrengen. Wenn Freundschaften bestehen, dann halten sie einiges aus, aber sie sind auch empfindlich für äußere Umstände.« Die physische Distanz ist mit 61 Prozent der wichtigste Grund, warum Freundschaften über Distanz einschlafen oder zerbrechen, mehr als fünfmal häufiger als zum Beispiel ein Streit.

Die häufigsten Gründe, warum Freundschaften durch Distanz auseinandergehen

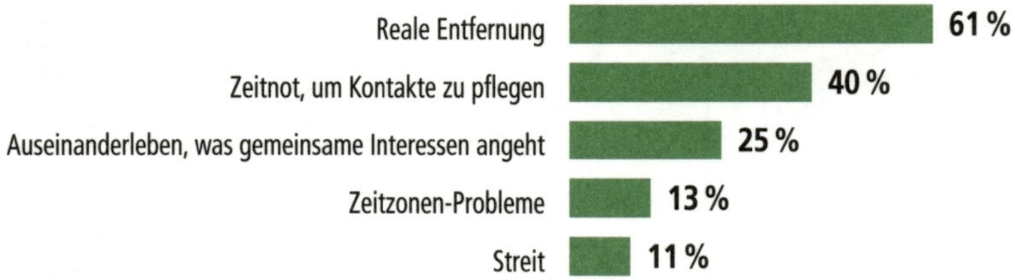
Reale Entfernung
61 %
Zeitnot, um Kontakte zu pflegen
40 %
Auseinanderleben, was gemeinsame Interessen angeht
25 %
Zeitzonen-Probleme
13 %
Streit
11 %

Freundschaften wollen gepflegt sein, regelmäßiger Kontakt ist dafür wichtig.

Quelle: The Friendship Report, Snapchat Inc. 2020

Nicht-virtuelle, »echte« Kontakte werden auch von drei Vierteln der Befragten bevorzugt, wenn es darum geht, Freundschaften nach einem Streit zu kitten. Nur 28 Prozent würden das auch online tun.

All das zeigt, welche Folgen eine zunehmende Isolation während oder vielleicht auch nach der Pandemie haben kann und dass man auf Freundschaften – weniger an Zahl, sondern an Qualität – besonders achten muss, denn sie sind ein wichtiger Baustein der Resilienz. (Wie Sie das unterstützen können, erfahren Sie im Anker 3 auf Seite 172.)

Beziehungsprobleme on- und offline

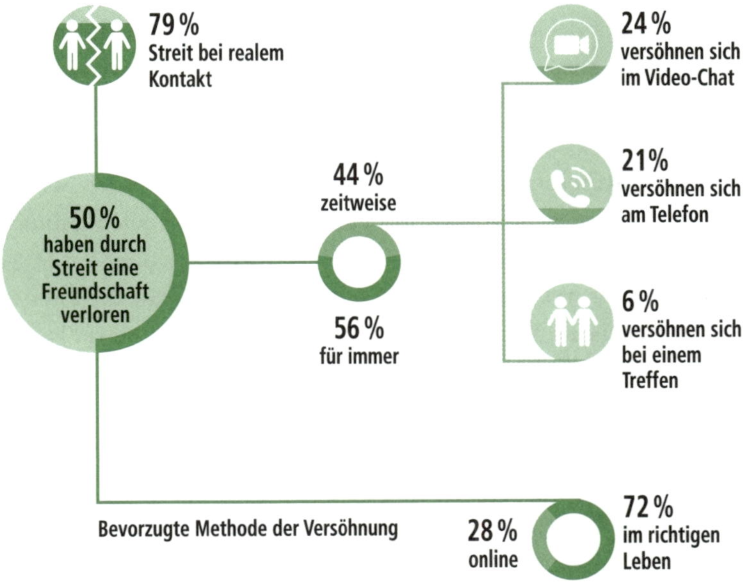

Streit oder Versöhnung sind im realen Kontakt leichter möglich als über ein Medium.

Quelle: The Friendship Report, Snapchat Inc. 2020

Der Stress der Kinder

Kinder lernen von Vorbildern, durch soziale Kontakte. Sie leiden deshalb besonders unter den Kontaktbeschränkungen, der Trennung von den Freunden, dem Homeschooling, wenn Präsenzunterricht nicht möglich ist. Auch wenn das auf den ersten Blick vielleicht nicht auffällt, weil Kinder häufig spielerisch mit der Situation umzugehen scheinen: Fast jedes dritte deutsche Kind litt ein knappes Jahr nach Beginn der Pandemie unter psychischen Auffälligkeiten. Das ist das beunruhigende Ergebnis der COPSY-Studie (Corona und Psyche) unter der Leitung eines Hamburger Forschungsteams am Universitätsklinikum Eppendorf. In einer Längsschnittstudie wurden online mehr als 1000 Kinder und Jugendliche zwischen 11 und 17 Jahren befragt, sowie rund 1500 Eltern. Dabei ging es um den Umgang der Kinder mit der Krisensituation, Fragen zu Schule, Freunden und Familie, psychosomatischen Beschwerden wie auch psychischen Problemen, etwa Ängsten und Depressionen.

Sorgen und Ängste hatten mit der Zeit weiter zugenommen, auch depressive Symptome und psychosomatische Beschwerden waren verstärkt zu beobachten. Davon betroffen waren vor allem Kinder und Jugendliche aus sozial schwächeren Verhältnissen oder mit Migrationshintergrund. Besser erging es denjenigen, die vor der Pandemie gut dastanden, Strukturen erlernt hatten und sich in ihrer Familie wohl- und gut aufgehoben fühlten, so die Studienleiterin, Ulrike Ravens-Sieberer. Doch als belastend empfand die überwiegende Mehrheit die Situation und umso mehr, je länger sie anhielt – und auch das Risiko für psychische Auffälligkeiten blieb gleich hoch. Dasselbe galt auch für die wechselhafte Schulsituation. Die scheinbare Gewöhnung täuscht also.

Kinder können an Covid-19 erkranken – viele davon weisen keine Symptome auf, können aber das Virus weitergeben. Sie sind aber keine »Superspreader«, wie anfangs vermutet wurde – in der Regel stecken die Eltern ihre Kinder an und nicht umgekehrt. Es gibt aber auch wenige schwere Fälle, bei denen das kindliche Immunsystem überschießt, vermutlich getriggert durch eine bereits vor der Infektion bestehende Sensibilität. Im Oktober 2020 hatten laut Angaben der Helios-Gruppe von den rund 15 Millionen Kindern in Deutschland 235 stationär behandelt werden müssen. 14 Prozent davon mussten intensivmedizinisch betreut werden, eines verstarb.

Quo vadis – Mobilität?

In den Urlaub fahren oder nicht? Die während der Covid-19-Pandemie gestellte Frage, ob wir lieber in der Eifel wandern sollten anstatt nach Mallorca fliegen, geht am Kern des Problems vorbei. 1,4 Milliarden grenzüberschreitende Reisen wurden vor dem Ausbruch der Pandemie jährlich unternommen. Das sind 56-mal mehr als 1950.

Sichtbar wurde das während des Lockdowns in den Innenstädten, als plötzlich – neben den heimischen Shopping-Besuchern – die vielen Touristen fehlten, die sonst Straßen, Geschäfte und Lokale bevölkern. Fluggesellschaften, Hotels, Gaststätten, Reiseveranstalter und viele, viele Arbeitsplätze – für eine ganze Branche ist die Zukunft ungewiss.

Tourismus ist weltweit einer der wichtigsten Wirtschaftszweige. Gemessen am globalen Exportumsatz belegt er den dritten Platz nach Brennstoffen und Chemie und rangiert noch vor Lebensmitteln und Autos. In Deutschland hat der Tourismus immerhin 8,6 Prozent am Bruttoinlandsprodukt und trägt 12 Prozent zur Beschäftigung bei. 35,55 Millionen Menschen kamen zuletzt jährlich ins Land. Doch im Corona-Jahr 2020 ist der Tourismus weltweit um 74 Prozent eingebrochen.

Wenn ein Teil der Reise-Industrie als Folge von Corona untergeht, hat das also einschneidende Folgen für die Wirtschaft vieler Länder. Es hat aber auch Vorteile für unsere Gesundheit. Denn so, wie Mobilität bisher organisiert war, heizt sie aufgrund des hohen Anteils an fossiler Energie, die dabei verbraucht wird, die Erderwärmung massiv an. Bis zu 8 Prozent der globalen klimaschädlichen Emissionen gehen laut Umweltbundesamt auf das Konto des Reisens. Die Folgen sind Luftverschmutzung, die immer stärker als Auslöser und Verstärker von Krankheiten in den Fokus der Medizin rückt, und ein weiteres Ansteigen der Temperaturen.

Reisen als Risikofaktor

Lange Zeit hielt man die Infektionsrisiken, die mit der Mobilität einhergehen, für nicht allzu groß, doch Covid-19 hat uns eines Besseren belehrt. Hinzu kommen Synergien mit der Klimaerwärmung, die es exotischen Spezies erlaubt, auch bei uns heimisch zu werden. Das gilt zum Beispiel für das Chikungunya-Virus aus Asien und Afrika, von der Aedes-Mücke verbreitet, oder das West-Nil-Virus, für das 2019 in Sachsen zum ersten Mal eine nicht eingeschleppte, sondern heimische Infektion bestätigt wurde.

Ich würde es selbst sehr bedauern, nicht mehr reisen zu können, doch fest steht, dass die Pandemie dazu beitragen kann, einen Bewusstseinswandel zu vollziehen, vor allem was unsere Fernreisen angeht. Nur wegen der Sonne und der billigen Drinks mal eben nach Curacao zu fliegen, ist sicher kein Modell der Zukunft und wird auf jeden Fall auch deutlich teurer werden als bisher. Man wird sich genauer überlegen müssen, wohin man fliegt oder fährt, und vermutlich auch bessere Vorsorge treffen. Reisemedizinische Beratung, zum Beispiel zu Krankheitsprophylaxe, sollte in breiterem Umfang angeboten und genutzt werden. Wer sich dadurch beschränkt fühlt, sollte sich auch den Gewinn deutlich machen – nachhaltiger Tourismus schont die Umwelt und vermindert Emissionen – in den besuchten Ländern genauso wie bei uns. Denn wie eng wir alle miteinander vernetzt sind, ist durch Covid-19 sehr deutlich geworden.

Veränderte Städte – gesündere Städte?

»Die Pandemie hat uns auf eine neue Welt voller multipler, komplexer Risiken aufmerksam gemacht«, lässt die Weltbank verlauten, und: »Die Städte stehen im Mittelpunkt der Covid-19-Krise und den weltweiten Bemühungen, Antworten zu finden.« Mehr als die Hälfte der Weltbevölkerung lebt in einer Stadt, mit steigender Tendenz der Urbanisierung. Zahlreiche Fakten, die bisher zwar bekannt waren, aber in den wohlhabenden Ländern weitläufig ignoriert wurden, alarmieren nun viele Menschen. Denn wenn die Ungleichheit in dieser Welt bestehen bleibt, gilt das auch für die Infektionsrisiken. Eine Milliarde Menschen zum Beispiel leben in städtischen Slums, wo sie keinen Abstand halten können und auch kein sauberes Wasser zur Verfügung haben. Die Städte sind soziale Brennpunkte, weil dort viele

Menschen in prekären Verhältnissen leben und arbeiten. Es wundert nicht, dass hier 70 Prozent der klimaschädlichen Emissionen entstehen. Gleichzeitig entwickeln sich viele Städte zu Hitzeinseln, mit besonderen gesundheitlichen Belastungen für ihre Bewohner.

Schon jetzt lässt sich auch in Deutschland ablesen, dass die Städte sich durch die Pandemie verändern werden. Teure Büroflächen werden durch die Gewöhnung an das Homeoffice überflüssig werden, vielleicht ganze Areale leer stehen. Die großen Kaufhäuser werden sich in Konkurrenz zum Internet mit seinen Preisvorteilen kaum halten können, rund 50 Prozent ihrer Filialen wurden bereits aufgegeben. Die frei werdenden Flächen sollten, sosehr Wohnraum knapp ist, begrünt werden – nicht nur, um Freizeitareale zu schaffen und die Luft zu verbessern, sondern auch, um die Umgebungstemperaturen zu senken. »Die Städte müssen sich nach dem Ende der Pandemie rasch regenerieren und parallel dazu dem Einfluss des Klimawandels entgegenwirken«, so die Experten der Weltbank.

Ein Blick in die Geschichte zeigt, wie stark Epidemien die Städte und ihre Bewohner verändert haben. Das antike prosperierende Athen, wo auf engem Raum viele Griechen zusammenlebten, um von den Spartanern geschützt zu sein, verlor seinen Weltrang nach einer Pestepidemie 430 v. Chr. Tausend Jahre später eroberte die Beulenpest Konstantinopel und zerstörte die Hoffnungen, dort ein zweites Rom zu errichten. Schlechte hygienische Bedingungen ließen Cholera und Typhus zu Shakespeares Zeiten in London wüten. Die Seuchenbekämpfer wie Louis Pasteur und Max von Pettenkofer wurden zu Helden der modernen Medizin. Die Empfehlung, häufig zu lüften, galt übrigens schon zu Zeiten der Spanischen Grippe: Was damals zu Beginn des 20. Jahrhunderts die Erreger abtöten sollte, die Überhitzung der Wohnungen, ist in diesem alten Baubestand heute ein Klimaproblem.

Nach Covid-19 werden die Arbeitszeiten noch flexibler werden, als sie ohnehin schon sind, auch, um das Netz des öffentlichen Personennahverkehrs zu entlasten und mögliche Infektionsrisiken dadurch zu senken. Moderne Geschäfte werden, so die Prognosen, zunehmend zu attraktiven Design-Schaufenstern, um die Markenbindung zu erhöhen – bestellt und anprobiert wird dann zu Hause. Restaurants und Veranstaltungsorte werden größere Flächen an der frischen Luft beanspruchen, auch mit Unterstützung von »Smart Data«, also zum Beispiel Online-Buchungen oder leistungsstarken Displays, etwa für Opernaufführungen. Viele dieser Angebote werden uns selbstverständlich werden – und bleiben, auch wenn Covid-19 keine dominante Rolle mehr im Alltag spielen wird.

Die Low Touch Economy

Die Körperlosigkeit, die sich auch in der Medizin schon zeigt, wird sich infolge der Pandemie verstärken. Damit meine ich zum Beispiel die Tendenz, dass Ärztinnen und Ärzte immer weniger unmittelbare körperliche Befunde erheben, sondern sich auf Labordaten und bildgebende Verfahren stützen. Ermöglicht wird das durch die Digitalisierung, die zum Beispiel bei Covid-19 eine rasant schnelle Entwicklung von Impfstoffen ermöglicht hat, unterstützt durch die Analysen von Big Data und auch künstlicher Intelligenz. Doch die ganzheitliche Sicht auf den Menschen gerät dabei ins Hintertreffen, und wie das auch bei der Unschärfetheorie der Physik der Fall ist: Wenn man Details zu genau sieht, verliert man den Blick aufs Ganze.

In meinem Buch *Die gestresste Seele* habe ich beschrieben, dass unsere Sinne körperliche wie psychische Empfindungen gleichzeitig vermitteln. Unser Tastsinn zum Beispiel enthält ganz spezielle Nervenleitungen – die C-taktilen Fasern, die langsamer als andere Hautrezeptoren arbeiten und besonders auf Streicheln reagieren. Optimal wahrgenommen wird eine Berührung bei etwa 32 Grad – das entspricht der Temperatur unserer Fingerspitzen – und mit einer Geschwindigkeit von einem bis zehn Zentimeter pro Sekunde. Im Gehirn wird dabei Oxytocin ausgeschüttet, ein Hormon, das unter anderem die Bindung an einen geliebten Menschen verstärkt.

Wir brauchen natürlich kein Bindungshormon, um mit einem Bankautomaten zu kommunizieren, wenn der vielleicht auf kontaktlos umgestellt wird, wie jetzt bereits die Kartenlesegeräte. Aber ich denke doch, dass der Wechsel zur Low Touch Economy, den Wirtschaftsexperten prognostizieren, seine Spuren auch in uns hinterlassen wird. Die Abstände zwischen uns werden größer – ob das jetzt in der Philharmonie ist, auf dem Flugplatz, in Schule oder Supermarkt. Wir werden noch häufiger auf uns selbst gestellt sein – beim Einlesen von Waren, beim Reservieren von Tickets und Plätzen oder auch beim Einchecken in ein Hotel oder an der Tankstelle. Die Kontrolle übernehmen zunehmend Roboter – wie beim automatischen Fiebermessen vor dem Bankschalter oder mit einer Art elektronischer Handfessel, die in Hongkong bereits dazu verwendet wird, um die häusliche Quarantäne zu überwachen.

Wird sich diese neue Einsamkeit auch auf unsere Beziehungen auswirken?

Wir und die anderen

Straßenschlachten zwischen Demonstranten und Polizei, Maskenrazzien bei Marathonläufen und Beach Partys, Nachbarn, die Nachbarn anzeigen, weil sie die Kontaktbeschränkungen nicht einhalten, der Ruf nach »Freiheit«. Doch wie das bei unserer Verfassung nun mal so ist: Die Grundrechte des Einzelnen haben da ihre Grenzen, wo sie Grundrechte eines anderen beschneiden. Wer darauf besteht, sich frei und ungehindert bewegen zu wollen, bringt damit andere in Gefahr, die ein Recht auf körperliche Unversehrtheit haben. In der Praxis bedeutet das: Wir können zwar Anhänger der Herdenimmunität sein, aber wir können uns nicht das Recht herausnehmen, andere gezielt oder fahrlässig anzustecken.

Diese Spannung zwischen der eigenen Sichtweise auf die Krankheit und der Perspektive der anderen verschärft die Belastung. »Meine Tochter hat darauf bestanden, dass ich pro Woche nur einen anderen

Haushalt treffen kann, sonst darf ich meine Enkelkinder nicht sehen«, beschwerte sich eine Patientin, die ohnehin schon mit Depressionen auf die Kontaktbeschränkungen reagierte. Dass eine Impfung nicht nur das eigene Leben schützt (wenn auch mit dem individuellen Risiko von Nebenwirkungen), sondern auch das der Mitmenschen, war schon immer Argument und Streitthema zugleich – seit das Kaiserreich 1874 die Pockenimpfung zur Pflicht machte. Auch Verschwörungstheorien gab es damals schon. Unter anderem wurde die Impfpflicht als Erfindung jüdischer Ärzte dargestellt, die »deutsches Blut« verunreinigen wollten.

Die sozialen Medien wie Instagram, Facebook oder Twitter haben die Gräben zwischen den unterschiedlichen Meinungen eher vertieft. Sie lassen immer weniger mediale Grauzonen, in denen unterschiedliche Argumente aneinander gemessen und miteinander ausgefochten werden. Gleichzeitig wird immer deutlicher, wie abhängig wir voneinander sind. Die »individualisierte Medizin«, die mithilfe der Gentechnik und Hochdurchsatz-Analytik möglich wurde, kann nicht das allein selig machende Konzept in der Medizin sein. Wir brauchen mehr Forschung über die sozialen und kulturellen Bedingungen von Gesundheit und Krankheit, über die Rolle der Umwelt und des Klimawandels, mehr »Public« und mehr »Planetary Health«. Separatismus und Impf-Nationalismus werden nicht zu Glück und Gesundheit führen – im Gegenteil.

Auszeiten vom Medienzirkus

»Das Robert-Koch-Institut hat für den gestrigen Tag …«, so beginnen viele Nachrichtensendungen im Deutschlandfunk, dann folgt eine Zahl der »an oder mit dem Coronavirus Verstorbenen«. Jedes Mal frage ich mich: Muss das sein? Wieso steht diese Meldung am Beginn der Nachrichten – ist die Tatsache, dass Menschen »an oder mit« Corona sterben, etwas Neues? Nützt es irgendjemandem, wenn wir diese Zahl hören? Es ist doch ohnehin nicht sicher, ob diese Menschen ohne Corona nicht auch gestorben wären – haben wir überhaupt eine Übersterblichkeit? Sterben vielleicht mehr Menschen, weil sie aus Angst nicht zum Arzt gehen? Spielte die Hitzewelle im Sommer eine Rolle? In einzelnen Monaten registrierten die Statistiken eine klare Übersterblichkeit – im April und im Dezember 2020, später noch in einzelnen Bundesländern. Auf ganz Deutschland gerechnet, sind im Februar 2021 aber drei Prozent *weniger* Menschen als im Schnitt des gleichen Monats in den vier Vorjahren gestorben. Den Grund dafür sieht das Statistische Bundesamt in einer äußerst milden Grippewelle, vermutlich durch Abstandsregelungen und Maskenpflicht. Wie viele Menschen ursächlich an Covid-19 gestorben sind, lässt sich deshalb nur sehr schwer sagen – man kann die Schwere der Erkrankungen nur durch Umwege ermessen, über die Auslastung der Intensivstationen zum Beispiel. Höre ich aber Radio, so habe ich das Gefühl, rechts und links von mir werden Tausende nur von der Seuche dahingerafft. Ich möchte die Gefahr durch die Pandemie nicht bagatellisieren. Sie ist da, und jeder und jede Tote sind zu viel. Selbstverständlich sterben Menschen auch an Corona oder nehmen ein Long-Covid-Syndrom aus der Ansteckung mit, dessen langlebige Folgen wir noch gar nicht einschätzen können.

Fallbeispiel Gastritis: »Ich sah nur noch die Bilder der Särge in Italien!«

Eigentlich war die Patientin sehr mutig: Als ihre Mutter an Brust- und Lungenkrebs erkrankte, begleitete sie diese bis zum Tod. Und auch in dem großen Industrieunternehmen, in dem sie als Einkäuferin arbeitete, stand sie ein Vierteljahrhundert lang ihre Frau, bis die älteren Mitarbeiter, wie sie sagt, »rausgemobbt« wurden. Da wurden die Belastungen zu viel. 2018 hatte sie einen kompletten Burn-out. Eine Psychotherapie war ein Neuanfang für die Frau, heute 55, die mit 27 Jahren fast an Magersucht gestorben wäre.

Die Fortschritte waren gut, doch dann kam Corona: »Ich wusste gar nicht, wie lebensnotwendig für mich Berührung ist«, sagt sie. »Man ist menschlich geradezu verhungert. Alles, was mich zwischenzeitlich genährt hatte, brach zusammen. Ich habe mich nicht mehr gespürt, mein ganzer Körper war voller Schmerzen.« Der Kiefer vereiterte, der Rücken tat weh, Sodbrennen stellte sich ein, bis sie außer Haferschleim nichts mehr essen konnte. Der Hausarzt verschrieb Antidepressiva, aber die halfen nicht so recht. Hinzu kamen die vielen negativen Corona-Nachrichten: die Bilder der gestapelten Särge in der Lombardei, die Berichte aus den Intensivstationen, die Bilder von Schutzkleidung und Masken, die Warnungen vor Mutanten. Neben den naturheilkundlichen Behandlungen half dieser Patientin eine medikamentöse Begleitung. Nun wartet sie auf einen Platz in der Tagesklinik, um dort die Mind-Body-Medizin besser kennenzulernen und einzuüben. Sie vermittelt Fähigkeiten wie Selbstmitgefühl und Stressmanagement. Bei ihrem zweiwöchigen Aufenthalt in der Naturheilkundeklinik verzichtete sie weitgehend auf Nachrichten über die Pandemie und konzentrierte sich auf sich selbst.

»Negativität« ist das wichtigste Aufmerksamkeitskriterium, nach dem Medien ihre Nachrichten auswählen. Das hat einen großen Anteil daran, die Panik zu vergrößern. In der Konkurrenz mit den Social Media, die sieben Tage lang und rund um die Uhr senden und um Likes und Klicks heischen, siegt der, der die meisten Menschen in seinen Bann zieht. Das führt auch dazu, dass so viele konträre Nachrichten durchs Internet oder die Sender geistern, denn jeder Widerspruch – ob berechtigt und begründet oder nicht – erregt erneut Aufmerksamkeit. Am beliebtesten sind Auseinandersetzungen zwischen Experten, denn »Status« und »Prominenz« treiben das Nachrichtenkarussell weiter an. Und damit auch die Angst, wie Studien zeigen (siehe dazu den Anker 1).

Ich empfehle Ihnen deshalb ein »News-Fasting« – einfach mal einen oder zwei Tage sich nicht von diesem Hamsterrad treiben zu lassen, sondern sich nach innen zu orientieren. »Ihr Körper funktioniert besser, wenn die Angst und die Überreizung, die von Medien ausgehen, minimiert werden«, so schreibt auch mein amerikanischer Kollege Andrew Weil. Er nennt die Medienaufregung »mentales Junk Food« und betont, es ginge nicht darum, die Augen vor der Welt zu verschließen, sondern sich bewusst zu machen, welche Informationen wir in unser Bewusstsein aufnehmen und ob uns das stark oder schwach macht.

Unsere Patientinnen und Patienten werden zwar nicht kaserniert, aber unsere Zimmer haben keine Fernsehschirme und keine Radios. Wir empfehlen außerdem, das Handy ausgeschaltet zu lassen oder nur zu ganz bestimmten Zeiten zu nutzen. Anfangs sind viele Menschen davon völlig irritiert, denn wenn der Fokus nach außen wegfällt, kommt das Eigene hoch, und das ist nicht immer angenehm. Doch nach einer bestimmten Zeit empfinden viele Patienten die Ruhe als Segen, die Tatsache, »dass alles abfällt, was eigentlich gar nicht zu mir gehört«, sagte eine Patientin.

Neue Horizonte in der Medizin

Mehr Entschlossenheit gegen chronische Leiden

Covid-19 hat als Katalysator gewirkt – Schwächen in der Gesellschaft, die nur notdürftig kaschiert waren, entlarvt, Reformbedarf aufgedeckt, Innovationen beschleunigt. Die Chuzpe einiger, die sich an der Notlage bereicherten wie in der Maskenaffäre, war empörend; deprimierend die Hilflosigkeit, die in der sogenannten Impfstrategie sichtbar wurde. Die Pandemie ist also ein riesiges Lernfeld. Was hat die Medizin daraus gelernt?

Für mich als Internisten, der sich seit vielen Jahrzehnten mit chronischen Erkrankungen befasst, ist Covid-19 Anlass für einen dringenden Appell: Die Medizin muss sich endlich grundsätzlich mit dem Ursprung der vielen chronischen Erkrankungen, die ja Volksleiden sind, befassen. Seien wir doch ehrlich: Wer Bluthochdruck hat oder Diabetes, Migräne oder Arthritis, der wird vielleicht gründlich diagnostiziert, aber am Ende des Prozesses steht fast immer ein Medikament. Die häufige Auskunft »Damit werden Sie wohl leben müssen« zeigt auch gleich, in welche Richtung es geht: Die Symptome werden gelindert, die Ursachen bleiben.

Verstehen Sie mich nicht falsch, ich bin nicht gegen Arzneimittel.

Viele davon sind in Notfällen ein Segen, potente Schmerzmittel zum Beispiel oder ein Antirheumatikum. Werden sie aber zur alleinigen Strategie und zum Begleiter im Alltag, dann läuft da etwas schief. Im Klartext: Unser Gesundheitssystem toleriert schon viel zu lange die hohe Zahl an chronischen Erkrankungen in der Bevölkerung – und das hat sich jetzt in der Covid-19-Pandemie gerächt.

So zeigte sich in der Pandemie, dass die regional unterschiedlich hohen Sterblichkeitsraten mit Vorerkrankungen zu tun haben könnten – in der Lombardei, wo das Virus zuerst gefunden wurde, waren Lungen- und Bronchienleiden weiter verbreitet als anderswo. In den USA wirkt sich der hohe Prozentsatz an adipösen Menschen anscheinend negativ auf die Todeszahlen aus.

36,5 Millionen Risikopatienten

Bei 80 Prozent der Betroffenen führt eine Infektion mit Covid-19 nur zu einem milden oder gemäßigten Verlauf, soweit man das bis heute sagen kann. In Deutschland, so ein Bericht von Forschern des Robert-Koch-Instituts vom Februar 2021, hatten jedoch immerhin – vor der Impfung – etwa 36,5 Millionen Menschen in Deutschland ein erhöhtes Risiko für einen schweren Covid-19-Verlauf – aufgrund ihres Alters und ihrer Vorerkrankungen. 21,6 Millionen darunter zählten zur Hochrisikogruppe, darunter viele Alleinlebende. Männer mittleren Alters waren eher gefährdet als gleichaltrige Frauen und geringer Gebildete mehr als Akademiker. Im Saarland lebten anteilig die meisten Menschen mit einem erhöhten Risiko. Sozioökonomische Faktoren spielen eine wichtige Rolle, Bildung zum Beispiel, und – damit verbunden – der Lebensstil.

In den Empfehlungen der Ständigen Impfkommission werden unter anderem Diabetes, Herzinsuffizienz, chronische Nierenerkrankungen und starkes Übergewicht (mit einem Body Mass Index über 40) als Risikofaktoren für Krankenhauseinlieferungen oder sogar Versterben gewertet. Ein etwas geringeres Risiko wird in Herz-Kreislauf-Erkrankungen, Krebs, Asthma oder COPD (chronisch obstruktive Lungenerkrankung) gesehen.

Das Fachjournal *The Lancet* hat im internationalen Vergleich dargestellt, welcher Anteil der jeweiligen Bevölkerung (neben dem Alter) durch noch mindestens eine chronische Erkrankung besonders gefährdet ist. In den Ländern mit kürzerer Lebenserwartung, unter anderem durch einen weniger gesunden Lebensstil, ist der Anteil der Hochgefährdeten größer, zum Beispiel in Osteuropa. Deutschland und Österreich liegen im Mittelfeld – kein stolzes Ergebnis angesichts des vielen Geldes, das bei uns in das Gesundheitswesen investiert wird.

Verschenkte Jahre

Mehr als jeder Zweite in Deutschland leidet unter einer chronischen Erkrankung. »Zählt man zu den dadurch verlorenen Lebensjahren die Jahre mit gesundheitlichen Einschränkungen hinzu, so kommen jedes Jahr 25 Millionen ›verlorene gesunde Lebensjahre‹ in Deutschland zusammen« – schreibt das *Ärzteblatt.*

Obwohl immer wieder betont wird, dass die Last der chronischen Krankheiten in Deutschland zunimmt, hat es bis zum Jahr 2020 gedauert, bis überhaupt eine umfassende Bestandsaufnahme dazu vorlag, erstellt vom Frankfurter Institut für Allgemeinmedizin der Goethe-Universität. Krebs- und Kreislaufleiden sind dort als häufigste chronische Krankheiten genannt. Mit dem Alter nimmt die Zahl der Betroffenen deutlich zu. Und natürlich spielt der Lebensstil eine entscheidende Rolle.

Kein Ausweg: Polymedikation

In Deutschland steigt bis 2030 die Zahl der 80-Jährigen von 3,6 auf 6,3 Millionen. Die über 60-Jährigen werden von 20,5 auf 28,4 Millionen anwachsen. Das heißt, wenn wir nichts unternehmen, wird die Zahl der chronisch Kranken weiter zunehmen. Dann werden auch immer mehr Menschen »multimorbid«, das heißt, sie leiden unter drei oder mehr chronischen Krankheiten gleichzeitig. Dann müssen sie auch immer mehr Medikamente einnehmen, im Fachbegriff heißt das »Polymedikation«. Auf einem unserer Expertengespräche zum Thema Multimorbidität, gefördert durch die Robert Bosch Stiftung, hat mein Kollege Michael Teut, Privatdozent an der Charité Berlin, folgende Zahlen vorgestellt: »Mehr als vier Medikamente nehmen unter 65 Jahren 10 Prozent, über 85 Jahren sind es dann schon 38 Prozent. In derselben Spanne steigt der Anteil derjenigen, die sechs oder mehr Medikamente nehmen, von drei auf 16 Prozent.«

So eine Polymedikation mit fünf oder mehr Medikamenten fängt unauffällig an. So Michael Teut: »Jemand hat Bluthochdruck und bekommt einen Kalziumantagonisten. Als Folge entwickelt er Ödeme und erhält Schleifendiuretika. Das führt zu möglichen Folgeproblemen: niedriges Kalium im Serum, Inkontinenz, erhöhtem Harnsäurespiegel, Osteoporose. Auf die weiteren Medikamente, die eingesetzt werden, um diese zu behandeln, reagiert der Patient nun mit neuen Symptomen wie Verstopfung oder kognitiven Defiziten. Das ist ein Verordnungskreislauf, der sich selbst aufrechterhält.« Ein Problem ist dabei auch, das weiß jeder gute Arzt: Nehmen Patienten mehrere Arzneimittel, dann erzeugt das komplexe Wechselwirkungen, sodass es schwer wird, Wirkung und Nebenwirkungen der Präparate auseinanderzuhalten.

Aus den USA liegen Daten vor, nach denen 10 bis 30 Prozent aller Krankenhauseinweisungen bei älteren Patienten durch unerwünschte Nebenwirkungen bedingt sind. So können Magenblutungen auftreten, Herzrhythmusstörungen, Unterzuckerung oder Dysbalancen der Elektrolyte. Ältere Patienten haben auch deshalb ein höheres Risiko, weil ihr Organismus Medikamente anders verstoffwechselt als der von Jüngeren. Nieren und Leber arbeiten weniger intensiv. Polymedikation erhöht auch das Sturzrisiko: Dieses ist, wenn Patienten mehr als fünf Arzneimittel einnehmen, viermal so hoch, bei mehr als zehn Medikamenten fünfeinhalbmal. »Es gibt«, so Michael Teut, »auch eine Polymedikations-Krankheit, die zwar nicht so heißt, aber unter dem Einfluss der Einnahme vieler Medikamente auftritt: Sie äußert sich in Blutdruckschwankungen, Schwindel, Verwirrung, Erbrechen, Blutzuckerschwankungen und Herzrhythmusstörungen. Häufig ziehen diese Symptome weitere Medikamentengaben nach sich und stellen ein sich selbst verstärkendes System dar.« Eine schwedische Studie schätzt, dass 3,1 Prozent sämtlicher Todesfälle im Land auf unbeabsichtigte Arzneimittelfolgen zurückgehen.

Taulaufen mit Rollator

Was sind die Alternativen? Lebensstiländerungen und Selbstfürsorge. Der Kneipp-Bund e.V. zertifiziert zum Beispiel Gesundheitstrainer, die nach mehrjähriger Ausbildung für Seniorenheime naturheilkundliche Konzepte entwickeln, die spezifisch an die jeweilige Einrichtung angepasst werden. Pflanzenheilkunde, Wassertherapie, Ernährungs- und Bewegungslehre lassen sich ohne große Infrastrukturänderungen in ein Heimkonzept einbauen – zum Beispiel mit einem Kräutergarten oder einem Barfuß-Parcours für Bewegung an der frischen Luft.

Hintergrund: Die Kneipp'sche Gesundheitslehre

Pfarrer Sebastian Kneipp (1821–1897) predigte und lehrte in Bad Wörishofen im Unterallgäu einen gesunden, ausgewogenen Lebensstil, der die Gesundheit fördern und heilend wirken sollte. Er selbst soll sich von der Tuberkulose durch Bäder in der kalten Donau erholt haben, weshalb er Wasseranwendungen in den Mittelpunkt seiner Therapien stellte. Zu den weiteren Säulen gehören Bewegung (jede aktive und passive Bewegung, die guttut und nicht im Übermaß betrieben wird, am besten an der frischen Luft) sowie einfache und naturnahe Ernährung – pflanzlich, vollwertig, naturbelassen und frisch. Heilpflanzen dienen der Vorbeugung wie auch Behandlung leichter Beschwerden. Heute in der Naturheilkunde als Ordnungstherapie bezeichnet wird der gezielte Ausgleich zwischen Reizen und Entspannung, ein geregelter Tagesablauf wie auch das Bestreben nach innerer und äußerer Ruhe.

Die Kneipp'sche Lehre lässt sich gut variieren und an den modernen Lebensstil oder regionale Gegebenheiten abpassen. So lässt sich Rosenkranz-Beten in einer ländlichen Region genauso einbauen wie ein Qigong-Angebot in der Großstadt oder Taulaufen mit nackten Füßen und Rollator. Heute gibt es über 30 Pflegeheime, die nach diesem Konzept funktionieren, wissenschaftlich begleitet werden sie von meinem Kollegen Benno Brinkhaus, Professor für Naturheilkunde an der Berliner Charité.

Wie »Gesundheit geht«, das kann man übrigens schon am anderen Ende der Altersskala lernen: So gibt es mehr als 400 Kindergärten, die nach Kneipp arbeiten und bei ihren Schützlingen bereits in ganz jungen Jahren die Grundlagen für Selbstfürsorge und Resilienz legen. Es stimmt also keineswegs, dass man gegen chronische Erkrankungen nichts tun kann, außer die Symptome zu bekämpfen. Mein Team und ich arbeiten seit über 20 Jahren erfolgreich mit betroffenen Patientinnen und Patienten – ob es nun um Bluthochdruck geht oder um Asthma und Allergien, um entzündliche Darmerkrankungen, Rheuma und Arthritis oder auch die vielen Schmerzleiden, die rund die Hälfte unserer Patienten zu uns führen. In sehr vielen Fällen kann man Symptome lindern, Krankheitsschübe verzögern und manchmal sogar einen »Knoten« lösen: Wenn zum Beispiel Rückenschmerzen nach mehr als 20 Jahren verschwinden, weil das traumatisierende Ereignis, das sie einst auslöste, aus dem Unterbewusstsein aufgetaucht ist. Solche Spontanheilungen sind natürlich selten. Aber man kann viel bewirken, wenn die Betroffenen mithelfen. Weil es sich um chronische, also anhaltende oder wiederkehrende Krankheiten handelt, ist dazu allerdings die nachhaltige Änderung einiger Lebensgewohnheiten (nicht aller) notwendig. Wir liefern dafür die Informationen. Auf welche Art und Weise aber die jeweiligen Patienten ihr Leben umstellen, was für sie annehmbar und machbar ist, das können nur sie selbst sagen. Unsere Ordnungstherapeuten helfen ihnen nur dabei, Antworten auf ihre Fragen zu finden.

Die Patienten befähigen

Selbstbestimmung und Selbsthilfe der Patienten ist seit den 1990er-Jahren ein Thema in der Medizin, aber faktisch hat sich nicht viel getan. Die meisten Entwicklungen hatten einen juristischen Hintergrund: das Recht auf freie Arztwahl, die Patientenverfügung, die partizipative Entscheidungsfindung zwischen Arzt und Patient. Disease-Management-Programme, die für wichtige chronische Krankheiten wie etwa Diabetes eingerichtet wurden, basieren auf einer evidenzbasierten, aber dadurch auch stramm standardisierten Behandlung ohne Berücksichtigung des so wichtigen individuellen Lebensumfelds der Betroffenen.

Patientenschulungen sind aufgrund des hohen organisatorischen und finanziellen Aufwandes bisher nur für wenige Personen verfügbar. Online-Programme könnten das ändern, zum Beispiel auf der Website »Kianava«, wo chronisch kranke Patienten sich sechs Monate lang teils durch standardisierte Arbeitsaufgaben, teils durch einen persönlichen Kontakt mit einem digitalen Arzt oder Coach begleiten lassen können. Kianava hilft als Patienten-Plattform Menschen mit chronischen Beschwerden und ermöglicht durch individuelles Gesundheitscoaching sowie Gruppenkurse online die Förderung der

Lebensqualität und Resilienz. Eine Besonderheit des Online-Programms ist die Beratung zum Thema Integrative Onkologie: Dabei werden wissenschaftlich basierte naturheilkundliche und komplementärmedizinische Therapien ergänzend zur konventionellen Onkologie als Basis vorgestellt. Ziel ist es, Nebenwirkungen der Patientinnen und Patienten zu lindern und deren Lebensqualität sowie das Wohlbefinden zu verbessern. Darüber hinaus werden umfangreiche Informationen und ein Training für eine gesundheitsfördernde Lebensweise angeboten. Das Programm ist ganzheitlich orientiert und nutzt naturheilkundliche Empfehlungen genauso wie die bei uns in Essen in Behandlungsmodellen weiterentwickelte »Mind-Body-Medizin« (siehe Seite 110).

Als wissenschaftlicher Berater des Unternehmens Kianava bin ich beeindruckt davon, wie effektiv und niederschwellig das Online-Angebot von den Nutzerinnen und Nutzern umgesetzt wird. Auch Menschen, die anfangs Bedenken äußerten, solche Online-Angebote zum Gesundheitscoaching wahrzunehmen, berichten, dass ihnen das Programm sehr geholfen hat. Die Umsetzung der Empfehlungen in den Alltag wird durch das Online-Format mit seinen Feedback-Möglichkeiten erleichtert. Viele Patienten berichten, dass der Behandler einen besseren Einblick in den Alltag des Users erlangt. Die Videosprechstunde ermöglicht eine praxisnahe Beratung. Die Gesundheitsempfehlungen sind leicht und direkt umsetzbar und auf die individuellen Bedürfnisse des Einzelnen zugeschnitten. Anreise- und Abreisezeiten fallen weg. Besonders Menschen, die im ländlichen Raum leben, erhalten dadurch ein Gesundheitsangebot, welches höchsten wissenschaftlichen Standards entspricht, ohne in die Großstadt fahren zu müssen. Auch die bedarfsorientierte, persönliche Langzeitbegleitung der Patientinnen und Patienten wird besonders gut umgesetzt.

Ob uns ein virtueller Kontakt sympathisch ist oder wir den Behandelnden lieber unmittelbar begegnen würden: Es steht fest, dass die Möglichkeit von Online-Schulungen über Webseiten oder Apps deutlich mehr Patienten mit Gesundheitsschulung erreicht, als früher möglich war. Hier muss auch die Naturheilkunde umlernen und zukünftig mehr digitale Technologien einsetzen, um ihre klassischen Inhalte auf moderne Weise zu vermitteln. Über 100 000 Gesundheits-Apps stehen in den Webstores zur Verfügung. Nach einer Studie des Bundesgesundheitsministeriums von 2016 fehlen jedoch verbindliche Strukturen, klare Zulassungsverfahren und vor allem Evidenz, was ihre Wirkung angeht.

Dennoch attestiert die Bertelsmann Stiftung Gesundheits-Apps eine potenziell positive Wirkung auf die Gesundheitskompetenz von Patienten. In dieser technologischen Entwicklung erkennt sie auch einen »kulturellen Wandel im Gesundheitswesen. Patienten werden aktiver und souveräner in ihrem Gesundheitshandeln und nutzen dafür digitale Angebote. Damit muss sich das System auseinandersetzen«, so ein Sprecher.

Immer mehr Patientinnen und Patienten werden zur Selbsthilfe befähigt und erlangen Gesundheitskompetenz. Wissen allein aber reicht nicht aus, es geht auch um Motivation und Verstetigung. Welche Ansätze wir hier verfolgen, das erfahren Sie auf Seite 149.

Der Klimawandel als Bedrohung

Es gibt noch einen ganz anderen Grund, warum wir unseren Lebensstil ändern und nachhaltig gestalten müssen, und den hat die Medizin noch längst nicht in allen Bereichen auf dem Schirm – den Klimawandel. Wir haben ihn durch unsere Lebensweise nicht nur herbeigeführt, er wird zunehmend zu einer Gesundheitsgefahr für uns.

Gemessen am Klimawandel, sagte Bill Gates 2021 in einem Interview, sei die Covid-19-Pandemie »easy to solve«, also viel leichter zu bewältigen. Das ist, so provokant wie das klingt, leider wahr. Doch viele Menschen haben das noch nicht realisiert. Nicht ein Virus, sondern der Klimawandel stellt die größte Bedrohung für unsere

Gesundheit dar, und das betrifft nicht nur uns, sondern auch, so die international besetzte Lancet Countdown Commission, zukünftige Generationen. Das Leben eines jeden Kindes, das heute geboren wird, wird sein Leben lang tief greifend beeinflusst sein von den klimatischen Veränderungen, die sich heute weltweit und auch bereits in Deutschland zeigen. Der Klimawandel stellt eine gesundheitliche Herausforderung in einer Dimension dar, wie sie die Welt noch nicht gesehen hat.

Die Lebensbedingungen auf diesem Planeten entwickeln sich durch den wachsenden Temperaturanstieg, den rasanten Zusammenbruch der Ökosysteme und das Aussterben der Arten zu einer medizinischen Notfallsituation, so die Deutsche Allianz Klimawandel und Gesundheit (KLUG), ein Netzwerk aus Institutionen und in Gesundheitsberufen Tätigen. Jahrzehnte des Zugewinns an menschlicher Lebensqualität und -erwartung, so die Warnung, könnten durch den Klimawandel zunichtegemacht werden.

Hitzealarm

Am deutlichsten werden die Folgen der Erderwärmung durch die sich häufenden Hitzewellen. Im Juni 2006, während der Fußballweltmeisterschaft, die von den Medien als »Sommermärchen« verklärt wurde, erlebte der Lungenfacharzt Christian Witt, Professor an der Berliner Charité, eher einen Albtraum: »Deutlich mehr Menschen kamen wegen Atemproblemen in die Notaufnahme«, erzählt er in dem Buch *Überhitzt!*. »Und auf Station starben seltsam viele Patienten. Das waren keine gesunden Menschen, aber auch keine sterbenskranken. Abends hatte ich mich verabschiedet, es ging ihnen so weit gut. Morgens waren sie tot. Und wir wussten nicht, warum.« Sein Verdacht: Hohe Umgebungstemperaturen sind nicht nur für Menschen mit Herz-Kreislauf-Problemen gefährlich, sondern womöglich auch für Personen mit kranken Atemwegen, das wäre in Deutschland jeder Zehnte.

Klassische Sommertage, die nach meteorologischer Definition bei 25 Grad liegen, werden immer häufiger durch Hitzeperioden abgelöst. So überrollte 2003 eine Hitzewelle Europa, die inzwischen als die größte Naturkatastrophe seit hundert Jahren gilt. 2007 kam ein internationales Forscherteam unter Leitung des französischen Forschungsinstituts INSERM zu dem Ergebnis, dass allein im August 2003 in zwölf Ländern rund 70 000 Menschen gestorben waren, darunter mehr als 15 000 in Frankreich und über 7000 in Deutschland. In der heißesten Augustwoche hatte sich die Zahl der Todesfälle in Frankreich im Vergleich zum langjährigen Mittel verdoppelt. In Italien betrug die Übersterblichkeit 40 Prozent, in Deutschland rund 20, wobei der Süden viel stärker betroffen war als der Norden. In Frankfurt wurden 78 Prozent mehr Todesfälle verzeichnet.

Was tun? Rechtzeitig warnen ist eine der Voraussetzungen, um die schlimmsten Folgen der Hitze abzuwenden. Seit 2005 existiert ein bundesweites Hitzealarmsystem des Deutschen Wetterdienstes (DWD), das Alten- und Pflegeeinrichtungen, Landesministerien oder auch die zuständigen Gesundheits- und Aufsichtsbehörden informiert. Es funktioniert aber nur eingeschränkt und von Bundesland zu Bundesland unterschiedlich: So bleibt es den Gesundheitsämtern überlassen, ob sie die Warnungen öffentlich machen. In Niedersachsen leiteten die Heimaufsichtsbehörden laut einer Untersuchung von 2017 die Informationen »unzuverlässig oder verzögert« an die Pflegeeinrichtungen weiter. In Hessen wurden Krankenhäuser und Arztpraxen »nur selten« gewarnt. In Berlin erhielten im Jahr 2015 »die Gesundheitsämter, die Alten- und Pflegeheime, Sozialstationen, ambulante Pflegedienste, Krankenhäuser, Einrichtungen zur Kinderbetreuung sowie Wohnheime für kranke und behinderte Menschen keine Hitzewarnungen«.

Notwendig wären zentrale Koordinationsstellen, bundesweite Strategien und eine Aufklärung, die an unterschiedlichen Zielgruppen orientiert ist – alten Menschen, Kindern oder Personen, die draußen arbeiten müssen. Besondere Risikogruppen sind auch hier wieder Menschen mit chronischen Vorerkrankungen (siehe Seite 68). Es fehlen, moniert KLUG, außerdem Fortbildungen für Gesundheitsberufe, worauf bei Hitze medizinisch und pflegerisch besonders zu achten ist.

Hintergrund: Was tun bei Hitze?

- sich im Schatten aufhalten bzw. auf ausreichend Sonnenschutz achten
- genügend trinken (mindestens 1,5 Liter pro Tag), Alkohol meiden
- Unterarmbäder in kaltem Wasser (erst den rechten, dann den linken Arm, für jeweils rund 20 Sekunden), nicht abtrocknen, sondern Wasser nur abstreifen
- kalte Güsse gegen geschwollene Beine, Pflanzenarzneien mit Rosskastanie oder Weinlaub
- leicht essen, kühlende Lebensmittel wie Tomaten, Gurken, Melonen, Ananas
- Salz in Vollkornprodukten oder Suppen ersetzt ausgeschwitzte Mineralien
- lüften morgens oder abends
- mittags Siesta in geschlossenen Räumen
- Vorhänge befeuchten (nur bei trockener Hitze)
- bei Bedarf Ventilator einschalten

Nach: Michèl Gehrke, Carstens-Stiftung 2016

Der Nil in Sachsen

Die veränderten Temperaturen sorgen auch dafür, dass sich Ökotope verändern: Die Vegetation wechselt, Blühzeiten werden länger, und einzelne Tierarten finden bessere Lebensbedingungen, darunter auch

Krankheitserreger. Das gilt zum Beispiel für Zecken, die Frühsommer-Meningoenzephalitis (FSME) und die Borreliose verbreiten. Aber auch in Deutschland bisher exotische Krankheiten wie das Dengue-Fieber, Zika oder Chikungunya könnten über Insekten verbreitet werden. Das West-Nil-Virus trat 2019 zum ersten Mal in Sachsen auf, autochthon, also nicht von außen eingeschleppt, sondern im Land weiterverbreitet. Die Erwärmung der Ostsee, warnt ein auf Deutschland bezogener Zusatz (Policy Brief) zum jährlichen Bericht der Lancet Countdown Commission, erhöht das Risiko von Infektionen mit Vibrio, einem Durchfall-Erreger, der im Salzwasser lebt. Natürlich werden von den veränderten Klimazonen auch Allergiker betroffen. Zum Beispiel verlängert sich der Pollenflug des hochallergenen Beifuß-Traubenkrauts *(Ambrosia artemisiifolia).*

Luftverschmutzung ist der dritte wichtige Bereich, der durch steigende Temperaturen weiter verschärft wird – zum Beispiel durch hohe bodennahe Ozonkonzentrationen. Gleichzeitig stammt sie aus Emissionen fossiler Brennstoffe wie Öl, Kohle oder Gas, ist also eng verknüpft mit den hauptsächlichen Ursachen der Klimakrise. In Deutschland sterben jährlich 65 000 bis 125 000 Menschen an den Folgen von schlechter Luft. Lange Zeit war die Pulmologie, die Lungenheilkunde, ein in der Forschung vernachlässigtes Fach. Das lag auch daran, dass zu Beginn des letzten Jahrhunderts die entsprechenden Kliniken aus den Städten ausgelagert wurden, weit entfernt von den Universitäten – weil man eben den Kranken frische Luft zukommen lassen wollte und Ansteckungen wie die Tuberkulose verhindern.

Inzwischen holt die Lungenheilkunde mit großen Schritten auf. Es wächst die Erkenntnis, dass Luftverschmutzung ein Risikofaktor für eine weit größere Zahl von Erkrankungen ist als bisher angenommen – zum Beispiel wird Feinstaub mit Diabetes und starkem Übergewicht in Verbindung gebracht. Luftverschmutzung hat auch negativen Einfluss auf die gesunde Entwicklung von Kindern und kann die Basis für Leiden sein, die erst viele Jahre später auftreten.

Planetary Health: Frieden mit der Natur

Die Beispiele zeigen, wie eng alles Leben auf diesem Planeten miteinander verbunden ist und wie abhängig wir alle von halbwegs intakten Umweltbedingungen sind. Das ist zwar im Prinzip spätestens seit der Umweltbewegung der 1970er-Jahre bekannt, aber die Medizin zeigte sich davon lange weitgehend unberührt. Disziplinen wie die Umweltmedizin blieben Orchideenfächer zur Erforschung und Behandlung von Allergien, Asthma und eigenartigen Überempfindlichkeiten, für die man keine rechte Erklärung fand.

Doch nun wächst die Erkenntnis, dass es eben nicht nur für unsere Gesundheit, sondern auch für das Überleben dieser Welt nicht egal ist, ob der Regenwald für Rinderweiden abgeholzt wird oder wie schnell die Permafrostböden der Tundra auftauen. Dort werden übrigens nicht nur Mammutüberreste frei, sondern auch Krankheitserreger früherer Seuchen wie Milzbrand. Vor allem Bakterien könnten nach Ansicht von Forschern viele Jahrzehnte im Frost überdauern und dann, nach einer Erwärmung, untereinander ihr Erbgut austauschen und zum Risiko werden. Gleichzeitig wird es zu riesigen Migrationsströmen rund um den Globus kommen – von Menschen, die durch Extremwetter ihre Existenzgrundlage verloren haben oder denen die Ressourcen wie Wasser fehlt.

»Das gegenwärtige Tempo der Entwicklung«, heißt es im jüngsten Umweltprogramm der Vereinten Nationen »Making Peace with Nature«, »reduziert die begrenzte Fähigkeit der Erde, die Gesundheit der Menschen zu erhalten.« Und: »Die kommenden zehn Jahre sind entscheidend ... Die Veränderung der Beziehung des Menschen zur Natur ist der Schlüssel für eine nachhaltige Zukunft.« Also: für unser Überleben als Art.

Hintergrund: Die Zerstörung des Planeten

Seit Mitte des 20. Jahrhunderts nehmen die Aktivitäten des Menschen und deren globale Auswirkungen nahezu exponentiell zu. Verantwortlich dafür sind der Konsum in den reicheren Ländern, der Anstieg der Weltbevölkerung und Wachstum auch in ärmeren Regionen. Jährlich werden auf der Erde rund 15 Milliarden Bäume abgeholzt, die Agrarwirtschaft beansprucht 35 Prozent der eisfreien Landfläche und die Hälfte des verfügbaren Süßwassers. Für die Produktion von Lebensmitteln werden massiv Kunstdünger und Pestizide eingesetzt, erzeugt aus fossilen Rohstoffen und selbst schädliche Klimagase emittierend. Die Ozeane sind voller Plastikmüll, der, fein zerrieben, in die Nahrungskette eindringt. 90 Prozent aller Fischgründe werden maximal ausgebeutet oder sind bereits überfischt. Die CO_2-Konzentration der Atmosphäre ist von 280 ppm in vorindustrieller Zeit auf heute über 400 ppm angestiegen – das ist mehr, als ein Mensch oder seine Vorfahren je erlebt haben. Extremwetterlagen durch den Treibhauseffekt führen zu Dürren, Stürmen, Starkregen sowie Veränderungen von Windsystemen und Meeresströmungen. Sie bedrohen die globale Ernährungssicherheit. Diese neuartige Herausforderung erfordert interdisziplinäre Zusammenarbeit und den Blick über nationale Grenzen hinweg. Effektiver Gesundheitsschutz setzt gleichzeitig den Schutz der Meere, der Biodiversität und des Klimas voraus.

Nach: Deutsches Ärzteblatt 2018

Das Anthropozän: Rapide Verschlechterung der planetaren Grundlagen

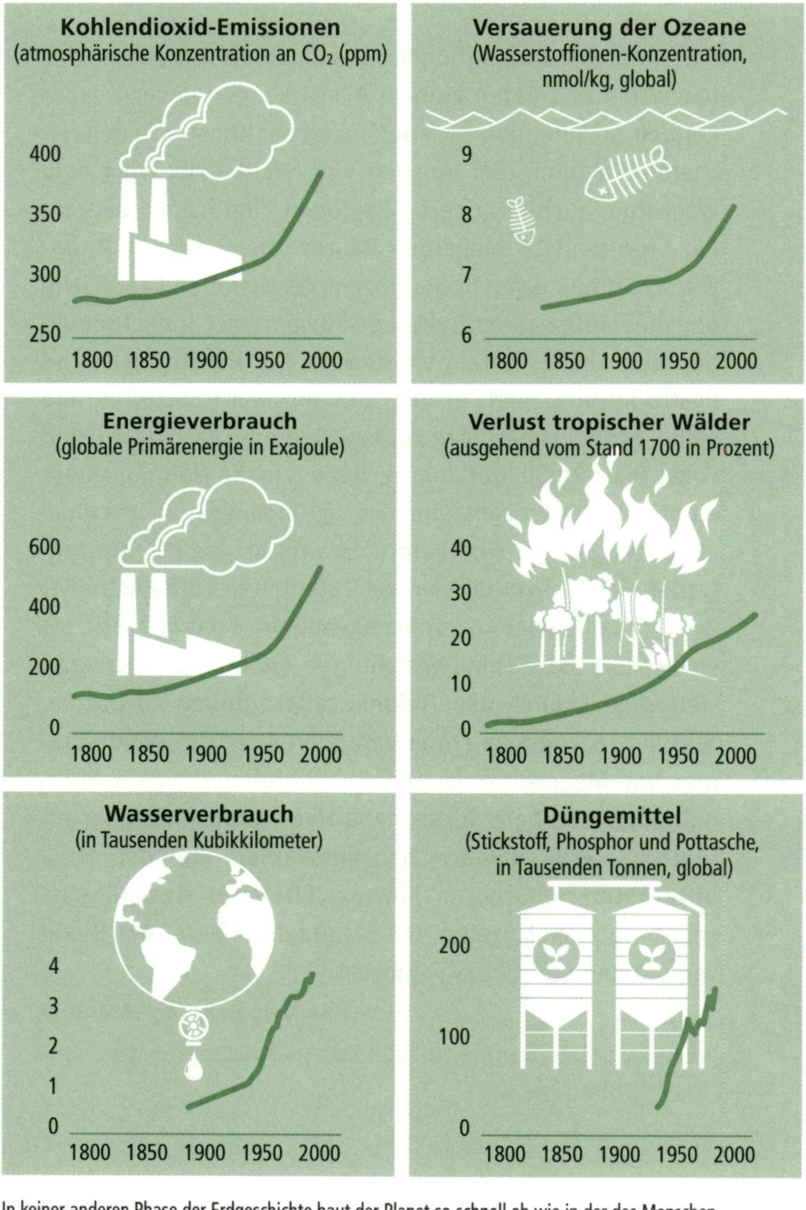

In keiner anderen Phase der Erdgeschichte baut der Planet so schnell ab wie in der des Menschen.

Quelle: Planetary Health, The Lancet 2015

Seit wenigen Jahren erst existiert das Konzept der »Planetary Health«, der planetaren Gesundheit – initiiert von Sam Myers von der Harvard TH Chan School of Public Health. 2017 brachte der britische *Lancet* ein eigenes wissenschaftliches Journal zum Thema heraus: *The Lancet Planetary Health*. Gleichzeitig trat die Lancet Countdown Commission zum ersten Mal zusammen, ein internationales Experten-Panel mit Unterstützung der WHO, der World Meteorological Organization und des Wellcome Trust. Jährlich ermittelt sie anhand von Indikatoren in vielen Ländern die Folgen des fortschreitenden Klimawandels auf die Gesundheit. Noch ist keine positive Trendwende zu erkennen, nach vorsichtigen Verbesserungen verschlechtern sich die meisten Indikatoren wieder. Lediglich das gesellschaftliche Bewusstsein nimmt zu, wie auch die Bereitschaft von Akteuren, sich gegen den Klimawandel zu engagieren.

Ärzte gegen Klimawandel

Das zeigt sich auch in Deutschland. Seit 2019 wird der jährliche Report von einem »Policy Brief für Deutschland« begleitet, in dem deutsche Wissenschaftler Handlungsempfehlungen für die dringlichsten Themen geben. Seit diesem Jahr gibt es an der Berliner Charité auch eine Professur für Klimawandel und Gesundheit. Sabine Gabrysch, Epidemiologin, ist gleichzeitig Forschungsleiterin im Potsdam Institut für Klimafolgenforschung. Die Allianz Klimawandel und Gesundheit (KLUG) hat im Frühjahr 2020 außerdem eine Planetary Health Academy gegründet, die online mit internationalen Expertinnen und Experten Vorlesungsreihen zum Thema anbietet, darunter auch zur EAT-Lancet Commission on Food, Planet and Health, die unter der Leitung des Harvard-Mediziners Walter Willett ein Konzept für nachhaltige Ernährung vorgelegt hat, das national angepasst werden kann. Darauf kommen wir später noch mal zu sprechen (siehe Seite 176).

Klimaschutz als Motiv für gesundes Leben

»Die Gesellschaften, Wirtschafts- und Finanzsysteme rechnen nicht mit dem grundlegenden Nutzen, den man aus der Natur zieht, und liefern keine Anreize, um weise mit ihr zu wirtschaften und ihren Wert zu erhalten«, heißt es in dem aktuellen UN-Bericht »Making Peace with Nature«. Bezogen etwa auf unseren Umgang mit Luft oder Wasser heißt es weiter: »Die Mehrzahl der grundlegenden Erträge durch die Natur hat keinen finanziellen Marktwert, obwohl sie die Grundlage für den laufenden wie zukünftigen Wohlstand ist.«

Das gilt ebenso für unsere Gesundheit. So hat die Lancet Countdown Commission die Klimakrise nicht nur als größte Gesundheitsbedrohung dieses Jahrhunderts bezeichnet, sondern auch festgestellt, dass sie gleichzeitig »die größte Chance für die Gesundheit« ist. Die Kommission verweist dabei auf die vielen »Co-Benefits« von klimafreundlichen Lebensstiländerungen.

Hintergrund: Scheitert das Pariser Klimaabkommen?

2015 verpflichteten sich 196 Staaten auf der Pariser Klima-Konferenz, den durchschnittlichen Temperaturanstieg auf deutlich unter 2 Grad (bezogen auf das vorindustrielle Niveau) zu begrenzen. Die Länder sagten zu, einen nationalen Klimaschutzbeitrag (»national determined contribution«, NDC) zu erarbeiten und eigene Anstrengungen zu unternehmen, um ihre klimawirksamen Emissionen zu drosseln. Entwicklungsländer werden finanziell und technologisch unterstützt, um Wissen und Know-how aufzubauen. Denn 1990 verursachten Industrieländer noch rund 60 Prozent der globalen Emissionen, heute ist es nur noch etwa ein Drittel. 2030 werden hingegen Entwicklungsländer für rund drei Viertel der jährlichen Emissionen verantwortlich sein.

Sie müssen gleichzeitig befähigt werden, sich an die veränderten Klimabedingungen anzupassen.
Die Europäische Union will (mit Aufnahme Polens) bis zum Jahr 2050 Klimaneutralität erreichen, also keine schädlichen Emissionen mehr freisetzen (»zero emission«). Sie ist bemüht, dies mit einem europäischen Klimagesetz abzusichern, und sie hat einen Aktionsplan für Kreislaufwirtschaft verabschiedet. Dieser sogenannte Green Deal ist auch Kernstück eines Wiederaufbauplans für die europäische Wirtschaft nach der Covid-19-Pandemie. Next Generation EU umfasst ein Budget von 750 Milliarden Euro zusätzlich zum normalen EU-Haushalt.
Bis Ende 2020 waren die Pariser Beschlüsse nicht sonderlich erfolgreich, denn bei der derzeitigen Entwicklung drohen Temperaturerhöhungen von mehr als drei Grad bis zum Ende des Jahrhunderts. Gefürchtet sind sogenannte Kipppunkte (zum Beispiel beim Abschmelzen des Eises), die, wenn sie erreicht werden, zu abrupten Änderungen von Konstanten führen und über Rückkopplungen auch andere Systeme instabil machen können.

Viele Menschen verbinden die Debatte um Klimaschutz mit der Vorstellung von Entsagung – kleinere Autos oder gleich das Fahrrad, Gemüse statt Fleisch, Reisen am liebsten in die Region und schon gar nicht interkontinental. Das macht es schwer, dafür gesellschaftliche Akzeptanz zu gewinnen, zumal die Umstellung auch noch Geld kostet. Doch neueste Studien zeigen, dass das Kosten-Nutzen-Verhältnis im Bereich Gesundheit ein sehr gutes ist: Klimaschutz spart nicht nur Geld, sondern führt eindeutig zu mehr Lebensqualität.

Nehmen wir das Beispiel der Ernährung. Viehhaltung zum Beispiel liefert insgesamt nur 18 Prozent der gesamten Nahrungsenergie.

Sie verbraucht aber 83 Prozent des Agrarlandes und ist für 60 Prozent der Klimagasemissionen der Landwirtschaft verantwortlich. Ohne den Konsum von Fleisch- und Milchprodukten ließe sich die Nutzung des weltweiten Agrarlandes um mehr als 75 Prozent reduzieren. Das erbrachte eine umfangreiche Studie mit Daten aus 169 Ländern (zur Ernährung siehe auch Seite 137).

Viehwirtschaft: Ressourcenverbrauch und Kalorienertrag im Vergleich

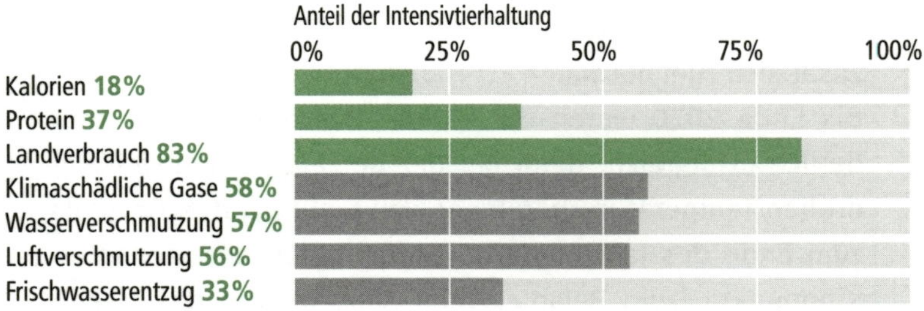

Über 80 Prozent der landwirtschaftlichen Nutzflächen werden weltweit für die Fleischproduktion genutzt, aber diese liefert nur 18 Prozent des erzielten Nährwerts in Kalorien und 37 Prozent des Proteins.

Quelle: Poore J & Nemecek T, Science 2018

Im Fleisch liegt ein Schlüssel

Eine Umstellung auf pflanzenreiche, mediterrane Kost, die nur ein Sechstel der Fleischmenge beinhaltet, spart laut einer amerikanischen Studie die Hälfte der Düngemittel (und des Klimakillers Lachgas) ein. Die Reduktion der Tierbestände reduziert auch andere klimaaktive Gase wie Methan. Für die Rinderhaltung werden außerdem vor allem in Mittel- und Südamerika Wälder gerodet: Das verursacht zwölfmal mehr Klimagase und verbraucht 50-mal mehr Land als die Haltung auf natürlichem Weideland. Allein den Anteil von Produkten aus Massentierhaltung durch pflanzliche Nahrungsmittel zu ersetzen bringt bereits zwei Drittel des Nutzens für die Umwelt, als wenn man völlig auf Tierprodukte verzichten würde, also vegan leben.

Der Verzicht oder die Reduktion von Fleisch und Milchprodukten ist also der wichtigste Einzelfaktor, mit dem Verbraucher die klimaschädlichen Gase reduzieren können. Nicht zuletzt helfen diese Maßnahmen aber auch, Herzkrankheiten, Übergewicht, Rheuma und Krebs vorzubeugen. Nach Schätzung der Lancet EAT-Kommission lassen sich durch eine Umstellung auf diese gesündere Ernährung international im Jahr elf Millionen Menschenleben retten (siehe Seite 176).

Wie sieht es mit weiteren »Co-Benefits« von Klimaschutzmaßnahmen aus? Der Verkehr allein ist für rund ein Viertel der Emissionen aus fossilen Brennstoffen verantwortlich. Nichtmotorisierte Mobilität, zum Beispiel per Fahrrad oder zu Fuß, reduziert Übergewicht und die Rate an Herz-Kreislauf-Krankheiten, sie verringert die bereits erwähnten negativen Auswirkungen von Luftverschmutzung (siehe Seite 99) und führt zu weniger schweren Unfällen. James Woodcock, Epidemiologe aus Cambridge, wo er ein Zentrum für »Ernährung und Aktivität« leitet, hat ausgerechnet, was das für die britische Hauptstadt bringen würde: zwischen 10 und 20 Prozent weniger Herzkrankheiten und Schlaganfälle, 12 bis 13 Prozent weniger Brustkrebs, 8 Prozent weniger Demenz und 5 Prozent Depression. Das wäre der gesundheitliche Nutzen, wenn in London überwiegend E-Fahrzeuge fahren und viele Menschen sich zusätzlich mit eigener Kraft bewegen würden. Die Stadt hat inzwischen einen »Gesunde Straßen«-Plan (»Healthy Streets for London«) aufgelegt, der Fußgänger und Fahrradfahrer bevorzugen soll und dafür sorgen, dass sich jeder Londoner mindestens 20 Minuten am Tag aktiv auf diesen Straßen bewegt.

Was alternative Energien angeht, so könnten vor allem die großen Schwellenländer durch den Verzicht auf Kohle und andere fossile Energien viele Menschenleben innerhalb der eigenen Bevölkerung retten: in China jährlich 500 Lebensjahre pro einer Million Menschen, in Indien sogar 1500 Lebensjahre. Wer den Smog in einer der Metropolen dieser Länder am eigenen Leib erlebt hat, zweifelt nicht daran. Bereits während meiner Studienzeit in Peking im Jahr 1983 wurde die chronische Bronchitis (COPD) aufgrund der bereits damals vorhandenen massiven Umweltverschmutzung als »Peking-Lunge« bezeichnet. Es war damals üblich, beim Fahrradfahren im Winter eine weiße Stoffgesichtsmaske zu tragen, die nach der einstündigen Fahrt vom Studentenwohnheim Yuyuan Xueyuan zum Tian'anmen, dem Platz des Himmlischen Friedens, um die Nase herum vom Ruß der Kohle-Kamine schwarz war. Im Vergleich dazu hat sich heute durch die rasche industrielle Entwicklung und den Autoverkehr die Situation noch deutlich verschlechtert.

Klimapolitik rettet Leben

Und in Deutschland? Ein Team im Umfeld der Lancet Countdown Commission hat für verschiedene Länder untersucht, welcher gesundheitliche Benefit von einer konsequenten Umsetzung der Pariser Beschlüsse zu erwarten wäre. Unterschieden wurde dabei nach reiner Nachhaltigkeitspolitik (»sustainable pathway scenario«, SPS) oder nach der Priorisierung von klimaabhängiger Gesundheit in jedem Ressort (health in all climate policy scenario, HPS). Danach könnten im Jahr 2040 in Deutschland zwischen 155 000 (SPS) und 165 000 Tote (HPS) verhindert werden, die meisten durch eine Umstellung der Ernährung.

Angst vor dem Untergang

Nicht nur die Pandemie zerrt an unseren Nerven. Studien belegen psychische Folgen des Klimawandels wie posttraumatisches Stresssyndrom, Depression und Angststörungen bis hin zum Suizid. Besonders betroffen sind natürlich Menschen, die dem Klimawandel unmittelbar ausgeliefert sind, zum Beispiel die Bewohner des Polarkreises oder der Südseeinseln, aber auch die Hunderttausende, die in Flussdeltas oder an Küsten leben und dort von Hochwasser und Heimatverlust bedroht sind. Selbst weit entfernt von diesen Orten leiden Menschen unter Umweltangst und Umwelttrauer (»ecological grief«). Im März 2020 befragte die BBC 2000 junge Briten zwischen acht und 16 Jahren: Ein hoher Anteil davon, 73 Prozent, machte sich Sorgen um die Zukunft der Welt, 19 Prozent träumten deshalb schlecht und 41 Prozent erklärten, sie trauten den Erwachsenen nicht zu, die Probleme lösen zu können. »Ich will, dass ihr in Panik geratet. Ich will, dass ihr die Angst spürt, die ich jeden Tag spüre«, hatte Greta Thunberg, die Begründerin von Fridays for Future, 2019 auf dem Weltwirtschaftsforum in Davos erklärt. Das tun zumindest viele Klimaforscher, die laut einer Studie vermehrt unter Burn-out und Depression leiden. Manche haben deshalb ihren Job gewechselt.

Solche Umweltängste seien zwar eine gesunde Reaktion auf die reale Krise des Planeten, kommentiert der *Lancet*, aber sie machten gleichzeitig krank: »Es ist dringend notwendig, dass Ärzte, Public-Health-Experten, Forschende, Lehrende und Politiker reagieren!« Empfohlen werden unter anderem Aufenthalte in der Natur wie etwa Waldbaden (siehe Seite 121), aber auch aktiv werden für die Umwelt, um die Angst zu bewältigen. Eine der Autorinnen dieses Kommentars ist Courtney Howard, Notärztin, zurzeit Präsidentin der kanadischen Umweltmediziner. Sie betont in ihren Vorträgen immer wieder, dass nur 20 Prozent von Gesundheit und Wohlfinden vom Gesundheitssystem, also Krankenhäusern, Ärzten, Kassen und medizinischer Forschung, abhingen. Weit wichtiger seien soziale, wirtschaftliche und politische Infrastrukturen. Und die Basis von alldem seien funktionierende Ökosysteme. »Ohne diese stabile Basis«, betont sie in einer Vorlesung, »nützt das ganze Gesundheitssystem nichts.«

Es geht also nicht nur um den Eisbären, dem der Boden unter den Pfoten wegschmilzt. Es geht um das Leben auf der Erde, auch um den

Menschen. Von meinen eigenen Töchtern höre ich Erleichterung darüber, dass nun endlich eines der wichtigsten Themen unserer Zeit im Mainstream Beachtung findet. Wenn sie vor 10 bis 20 Jahren ihren Freunden und Bekannten noch erklären mussten, warum umweltbewusstes Verhalten relevant sei, und dabei auf Unverständnis stießen, spricht nun zumindest eine größere Bevölkerungsgruppe über das Thema. Gesunde Ernährung mit wenigen Fleischprodukten, regionalen Erzeugnissen und viel saisonalem Gemüse war beispielsweise vor 20 Jahren noch als »öko« verpönt. Heute wird diese Ernährung auf Instagram als angesagt vorgelebt. Es werden nicht mehr das große Auto und die Kurzreisen in weit entfernte Länder angestrebt, sondern häufiger Reisen mit dem Fahrrad oder Campingbus innerhalb Europas. All diese Veränderungen sind schon ein Schritt in die richtige Richtung, da es nicht genügt, einige wenige, besonders motivierte Menschen von umweltbewusstem Verhalten zu überzeugen. Es müssen möglichst viele Menschen in ihrem persönlichen Alltag klimafreundliche Veränderungen umsetzen. Klimaangst finden meine Töchter produktiv und notwendig, um eine größere Bevölkerungsgruppe zu motivieren, ins Handeln für die Umwelt zu gehen.

Eine junge Patientin Ende 20, die wegen einer entzündlichen Darmerkrankung bei uns in der Klinik war, schilderte in einem Brief nach ihrer Entlassung ihren Frust über die gesellschaftliche Priorisierung, den ich so beachtlich fand, dass ich hier gerne daraus zitieren möchte: »Die Corona-Krise hat verändert, wie wir in Kontakt miteinander kommen (oder dieses ganz unterlassen), wie, wo und ob wir arbeiten können und welchen Ausblick wir auf die Zukunftsplanung haben. Wir alle mussten uns einschränken und wurden eingeschränkt in dem, was zuvor noch möglich war. Für die eigenen Eltern haben wir uns an die Vorgaben gehalten. Das sieht die Gesellschaft aber nicht. Junge Menschen verpassen es, sich zum ersten Mal zu verlieben und auf einer Party zu knutschen. Sie finden schwerer einen Ausbildungsplatz oder eine erste Arbeitsstelle, da die Wirtschaft ihre

Aktivität in Lockdownzeiten runtergefahren hat, das Work-and-Travel-Jahr im Ausland und das Auslandssemester fallen aus, und die berufliche und private Zukunftsplanung ist sehr unsicher geworden. Viele junge Menschen fordern nun: ›Wir haben uns zum Schutz der älteren Generation eingeschränkt, damit sie die Chance auf ein langes und gesundes Leben behält. Doch nun sind auch wir dran, nun sollte sich auch die ältere Generation für die Jüngeren im Hinblick auf die Klimakrise einschränken. Die aktuelle Klimakrise wurde unter anderem durch den Konsum und die Verschwendung der letzten Jahrzehnte, besonders auch durch die ältere Generation, die wahlberechtigt und hauptsächlich in der Politik vertreten war, hervorgerufen. Nun ist es an der Zeit, dass die Älteren sich einschränken, um den Jüngeren eine Chance auf ein langes und gesundes Leben auf einem gesunden Planeten zu lassen.‹«

Was taugt unsere Gesundheitspolitik?

2019 veröffentlichte die Hertie School einen von der Bosch Stiftung geförderten und international orientierten »Governance Report« zum Thema Gesundheit. Vieles darin liest sich, als hätten die Autoren die Pandemie vorausgesehen: Die Politik sei international schlecht aufgestellt, wird darin kritisiert, um den globalen Gesundheitsgefahren zu begegnen: »Neben Epidemien existieren zahlreiche weitere Gefahren für die Weltgesundheit, wie beispielsweise antimikrobielle Resistenzen, nicht übertragbare Krankheiten und Klimawandel.« Da Gesundheit von vielen Akteuren außerhalb des Gesundheitswesens abhängig sei – also zum Beispiel der Wirtschaft und den Sozialsystemen –, wurde gefordert, sie in alle politischen Ressorts als wichtige Zielvorgabe zu integrieren und auch, sie länderübergreifend zu koordinieren.

Wie schwer das ist, zeigt sich schon in Deutschland im Hickhack zwischen Bund und Ländern während der Covid-19-Pandemie – Lockerung oder Lockdown? Meine Experten – deine Experten? Impfzentren oder Hausärzte? Rein in die Schule oder raus aus der Schule? Wir erlebten viele Hin-und-her-Entscheidungen, gar nicht zu reden von den vielen Digitalisierungspannen, die von der Corona-App über die Nachverfolgung bis hin zur Impfterminvergabe reichten. Man kann nur hoffen, dass die Pandemie zum Lernfeld für eine konsequente Umgestaltung des Gesundheitswesens wird, damit wir beim nächsten Ernstfall besser dastehen. Das gilt auch und erst recht für die europäische Zusammenarbeit.

Das deutsche Gesundheitssystem gilt als eines der besten der Welt, aber es ist auch eines der teuersten. Der Nutzen des finanziellen Mehraufwands ist im europäischen Vergleich minimal: Obwohl bei uns im Jahr 2017 im Schnitt 4300 Euro für die Versorgung eines Patienten ausgegeben wurde – fast 50 Prozent mehr als im EU-Durchschnitt –, liegt die Lebenserwartung mit 81,1 Jahren nur leicht über dem europäischen Durchschnitt von 80,9 Jahren. Gleichzeitig sterben durch Überversorgung an die 2000 Patienten und Patientinnen jedes Jahr. Die meisten westeuropäischen Länder schneiden besser ab. Spanier und Italiener leben etwa zwei Jahre länger als in Deutschland und damit am längsten in der EU.

Mangel trotz Überfluss

In sämtlichen Sektoren des Gesundheitssystems gibt Deutschland mehr Geld aus als die EU im Durchschnitt – vor allem aber bei Medikamenten und Medizinprodukten: ein Plus von 60 Prozent! Hier spielt natürlich auch die Altersstruktur eine Rolle – ältere Menschen benötigen mehr Arzneien und Hilfsmittel. Trotzdem zeigt die folgende Grafik, wie kläglich sich im Verhältnis dazu unsere Investitionen in die Prävention, die Verhinderung von Krankheit ausmachen:

In Deutschland wird den Bürgern so gut wie alles geboten, was an medizinischer Wissenschaft und Technologie vorhanden ist – aber macht uns das gesünder? Im Schnitt zehnmal im Jahr suchen Deutsche eine Arztpraxis auf, unser Land liegt damit im europäischen

Ausgaben für Gesundheitsversorgung

Prozentualer Anteil je Bereich und in Euro pro Kopf (für 2017, kaufkraftbereinigt)

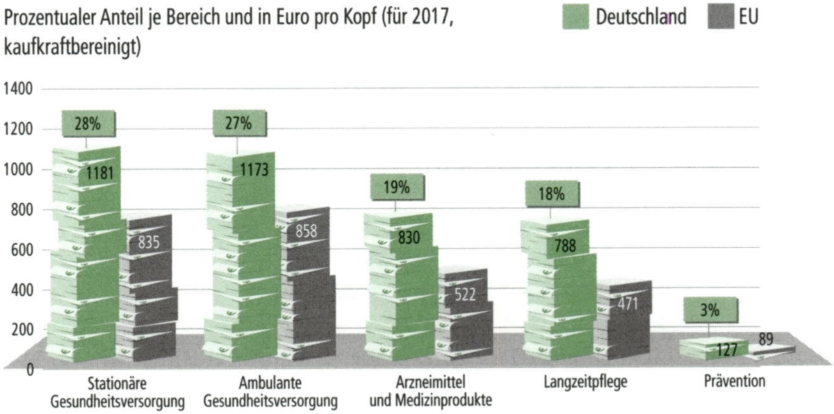

Die Gesundheitskosten in Deutschland fallen in allen Bereichen deutlich höher aus als in der EU – die Lebenserwartung liegt aber nur knapp über dem europäischen Durchschnitt.

Quelle: Europäische Kommission: *State of Health in the EU: Deutschland Länderprofil Gesundheit 2019*

Vergleich auf Platz 3 nach der Slowakei und Ungarn. In Schweden hingegen, mit langen Wartezeiten und höherer Selbstbeteiligung, sind es fünfmal weniger Konsultationen, während die Lebenserwartung rund ein Jahr höher ist (siehe Seite 94).

Deutschland hat in Europa außerdem die höchste Zahl an Krankenhausbetten, ein Umstand, der noch kurz vor der Pandemie Anlass war, gerade kleine und wenig spezialisierte Kliniken wegen Unwirtschaftlichkeit schließen zu wollen. Zumindest würde das den Anteil der Fehlbehandlungen reduzieren, die laut Krankenhausreport der AOK von 2014 fünfmal mehr Todesfälle als der Straßenverkehr fordern: rund 19 000.

Anzahl der Arztbesuche im europäischen Vergleich (2018)

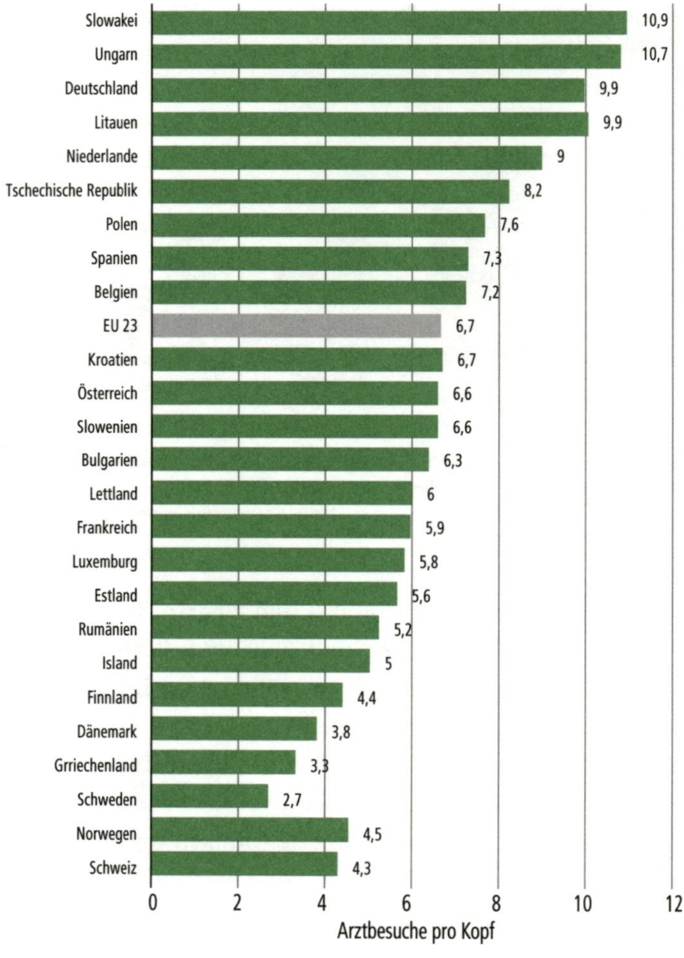

Deutsche suchen mehr als doppelt so häufig den Arzt auf als Schweizer. Quelle: Statista 2021

Kritisiert wird im »Länderprofil Gesundheit« der OECD für Deutschland auch, dass außer den Ärzten Gesundheitsberufe wie zum Beispiel die Pflege wenig zu sagen haben. Weisungsbefugnis und praktische Erfahrung stehen hier in keinem realen Verhältnis. Muss der Pfleger, der den Patienten täglich sieht, zum Beispiel wirklich einen Arzt herbeirufen, damit der alle paar Wochen einen neuen Katheter verschreibt? Noch erschwert die Fragmentierung zwischen ambulanter und stationärer Versorgung zum Beispiel die Überleitung von Station in die ambulante Versorgung, verhindert Kontinuität und schwächt die Qualität. Doch der steigende Pflegebedarf und der größer werdende Ärztemangel werden hier über kurz oder lang Änderungen erzwingen und auch Kosten sparen: Denn auch die Zahl der vermeidbaren Krankenhauseinweisungen ist in Deutschland höher als im europäischen Durchschnitt.

Das war jetzt eine lange Aufzählung der verborgenen Schwächen unseres viel gerühmten Gesundheitssystems, und diese Fakten zeigen vor allem eines: Zwar haben Forschende, Ärzte und Krankenhäuser bisher Überragendes geleistet, um die Covid-19-Pandemie in Schach zu halten. Auch hat die großzügige Ausstattung unseres Gesundheitswesens sicher dazu beigetragen, im Fall akuter Erkrankungen die Todesraten im Vergleich zu anderen Ländern niedriger zu halten. Gleichzeitig hat die Qualität unseres Gesundheitssystems die Risikofaktoren für eine Ansteckung mit Covid-19 nicht wesentlich verringern können. Denn die Kraftanstrengungen des Systems gehen in den Umgang mit Krankheit – nicht in die Stärkung unserer Gesundheit.

Erinnern Sie sich an die unbewältigte hohe Zahl chronischer Erkrankungen (siehe Seite 68), welche nicht nur die Lebensqualität schmälern, sondern auch ein klares Risiko für Covid-19 sind. Und daran (siehe Seite 89), dass 80 Prozent der für Gesundheit nötigen Bedingungen außerhalb des Medizinsystems liegen – in sozialen, politischen und wirtschaftlichen Strukturen und vor allem intakten Ökosystemen.

Kulturwechsel für die Medizin

Wir brauchen also Gesundheit als ein Politikziel – und das nicht nur in einem einzigen Ressort, sondern über alle Disziplinen verteilt. Wäre unser Wohlbefinden dort überall ein Topthema, so der OECD-Länderreport Gesundheit, könnten wir im Jahr rund 20 000 Menschenleben retten:

Ja, das deutsche Gesundheitssystem ist, wie die Robert Bosch Stiftung kritisiert, »zu wenig auf den Menschen und seine Gesundheit ausgerichtet«. Doch Reformen verlieren sich, wie die Vergangenheit zeigt, in diesem verfilzten, komplexen Apparat, der noch dazu ein erheblicher Wirtschaftsfaktor ist. Mit Krankheit wird viel Geld verdient: rund 370 Milliarden Euro, 12 Prozent des Bruttoinlandsproduktes.

Wir brauchen also keine weiteren Reformen, wir brauchen Disruption – einen Kulturwechsel in der Medizin, der dazu führt, dass die Gesundheitsberufe besser zusammenarbeiten, und vor allem auch, dass die Patientinnen und Patienten motiviert, geschult und in die Verantwortung für ihre Gesundheit einbezogen werden. Vielleicht ist das Erdbeben der Pandemie notwendig gewesen, um einige der überalterten Fundamente zum Einsturz und frisches Denken in die Köpfe zu bringen. Naturheilkunde und Mind-Body-Medizin können, wie Sie im nächsten Kapitel sehen werden, eine wichtige Rolle dabei spielen.

Hintergrund: Klimawandel und Gesundheit

Die Klimakrise hat zahlreiche Auswirkungen auf unsere Gesundheit, die in den kommenden Jahren und Jahrzehnten immer mehr ins Gewicht fallen werden. Mit gutem Grund kann man behaupten: Sie ist die größte Bedrohung für die Gesundheit in diesem Jahrhundert.

Hitze

Die vergangenen Jahre waren die wärmsten seit Beginn der Wetteraufzeichnungen. In Deutschland stellte Niedersachsen 2019 mit einer Temperatur von 42,6 °C einen neuen Tagesrekord auf. Hitzewellen werden immer häufiger. Im Süden Deutschlands werden Ende dieses Jahrhunderts bis zu 30 Hitzeperioden pro Jahr erwartet. Hitzestress und hohe bodennahe Ozonkonzentrationen während Hitzewellen können schwerwiegende gesundheitliche Folgen haben, insbesondere bei älteren Menschen und solchen mit Herz-Kreislauf- oder Atemwegserkrankungen. Diese Risikogruppen haben ein erhöhtes Risiko für Krankenhauseinweisungen oder sogar vorzeitigen Tod. Laut der Lancet Countdown Commission (2018) werden bis 2030 in der EU bereits 30 000 zusätzliche hitzebedingte Todesfälle erwartet.

Der Einfluss des Klimawandels auf die menschliche Gesundheit

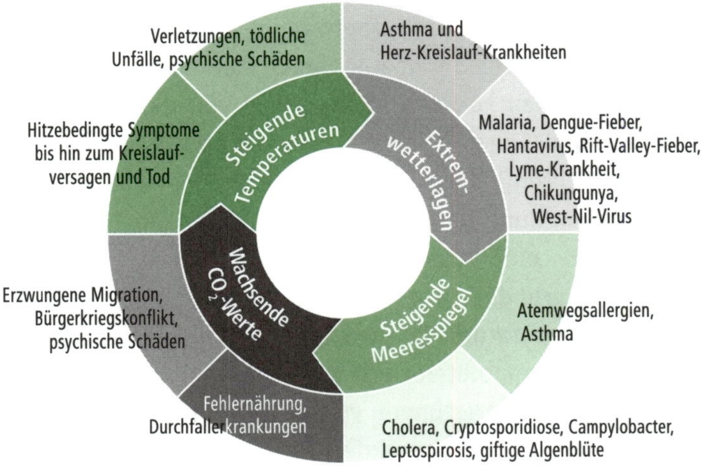

Viele Folgen der Klimakrise ergänzen sich negativ und verschärfen einander.

Quelle: US Center for Disease Control and Prevention (o.J.)

Neue Infektionskrankheiten

Der Klimawandel verändert Ökosysteme. Aufgrund des wärmeren Klimas können sich auch bei uns exotische Insekten und Parasiten ansiedeln, die durch die zunehmende Mobilität von Menschen und Waren eingeschleppt wurden. Zum Beispiel ist die Asiatische Tigermücke bereits überall in Südeuropa zu finden, auch in Baden-Württemberg und Thüringen. Sie ist in der Lage, viele verschiedene virale Erreger zu übertragen, darunter auch Zika-, Chikungunya, West-Nil- und Dengue-Viren. Erste lokal erworbene Fälle der Zika-Erkrankungen und des Dengue-Fiebers sind bereits in Frankreich aufgetaucht. 2018 traten in der EU mehr als 2000 Infektionen von Tieren und Menschen mit dem West-Nil-Virus auf, das sich über Zugvögel verbreitet. Nachdem hierzulande 2019 und 2020 die ersten Fälle einer Ansteckung von Menschen auftraten, müssen nun nach einer Blutspende die Konserven auf das Virus getestet werden. Das Robert-Koch-Institut geht davon aus, dass sich die Fälle von Mücke-zu-Mensch-Übertragung aufgrund der längeren und wärmeren Sommer in Deutschland häufen werden. Neben Mücken könnten auch Zecken von den wärmeren Wintern und längeren Sommermonaten profitieren und sich weiter Richtung Norden ausbreiten. In Deutschland wird eine Ausbreitung der Zecke *Ixodes ricinus*, die Borreliose und FSME – eine Form der Hirnhautentzündung – übertragen kann, grundsätzlich wahrscheinlicher.

Höhere Temperaturen können außerdem in Seen und in der Ostsee zu Algenblüten durch Cyanobakterien (Blaualgen) führen, was Hautreizungen verursachen kann. Darüber hinaus wird die Erwärmung der Ostsee voraussichtlich das Risiko von Vibrio-Infektionen erhöhen. Vibrio-Bakterien können Wundinfektionen oder Durchfall auslösen.

Allergien

Längere und wärmere Sommer führen zu einem längeren Pflanzenwachstum und damit zu einer verlängerten Pollenflugzeit über das Jahr hinweg. Das Auftreten allergischer Erkrankungen wie zum Beispiel Asthma bronchiale nimmt kontinuierlich zu. Allergien sind europaweit häufig auftretende Erkrankungen, mehr als 20 Prozent aller Kinder und mehr als 30 Prozent der Erwachsenen erkranken mindestens einmal in ihrem Leben daran.

Forschende gehen davon aus, dass das Vorkommen allergischer Erkrankungen im Zuge der Erderwärmung weiter steigen wird. Neben der verlängerten Pollenflugzeit können in Gebieten mit starker Luftverschmutzung Pollen mit Stoffen wie Feinstaub oder bodennahem Ozon reagieren, was eine erhöhte Allergenität der Pollen zur Folge hat.

Zusätzlich findet in unseren Breitengraden die Ansiedlung neuer Pflanzenarten im Zuge des Klimawandels statt. Die besonders allergene Beifußblättrige Ambrosie *(Ambrosia artemisiifolia)*, die ursprünglich aus Nordamerika stammt, breitet sich zunehmend auch in Deutschland aus. Starke Vegetationen wurden bereits in Baden-Württemberg, Bayern und Brandenburg gefunden. Die Pollen der Ambrosie können Asthmaanfälle bis hin zu Atemnot auslösen, der direkte Kontakt mit der Pflanze kann Hautreaktionen hervorrufen. In Deutschland werden zukünftig Gesundheitskosten zwischen 139 Mio. und 1,19 Mrd. Euro zur Behandlung von Ambrosia-Allergikern erwartet.

Luftverschmutzung

Sie ist zwar keine direkte Folge des Klimawandels, stammt aber aus denselben Quellen wie das Kohlendioxid: Vor allem das Verbrennen fossiler Energieträger und motorisierter Verkehr sind verantwortlich für die Belastung der Luft mit Feinstaubpartikeln, bodennahem Ozon oder anderen Stoffen. Diese können eine Vielzahl von Erkrankungen auslösen oder verschlimmern: Lungenkrebs, chronisch obstruktive Lungenerkrankungen (COPD) und respiratorische Infekte sind die Folge. Eingeatmete Feinstaubpartikel können über die Lunge auch in die Blutbahn gelangen. Durch Entzündungsprozesse und Gefäßschäden können sie auf diesem Wege zu Herzinfarkten, Schlaganfällen oder Demenz führen. Laut WHO lassen sich aktuell sieben Millionen vorzeitige Todesfälle im Jahr auf Luftverschmutzung zurückführen. Bereits 91 Prozent der Weltbevölkerung leben an Orten, welche die von der WHO gesetzten Anforderungen an Luftqualität nicht erfüllen.

Psychische Gesundheit

Naturkatastrophen können starke psychologische Traumata hinterlassen. Personen, die ihr Zuhause, ihre Existenz oder geliebte Menschen verloren haben, können eine posttraumatische Belastungsstörung entwickeln. Am häufigsten lassen sich Angststörungen finden, gefolgt von Phobien, Alkoholmissbrauch und Depressionen. »Ecological grief« wird zum neuen psychischen Krankheitsbild.

Nach: Deutsche Allianz Klimawandel und Gesundheit (KLUG) 2021

Naturheilkunde – zeitlos modern

Akut oder chronisch – der kleine Unterschied

Krank ist krank, denkt sich der Mensch und will, dass es möglichst schnell aufhört, am liebsten gleich. Ob das jetzt eine schmerzende Wunde am Knie ist, ein heftiger Migräneanfall oder ein rheumatischer Schub – die Übergänge zwischen akuten und chronischen Leiden sind fließend, so wie es auch keine endgültige Definition für Letztere gibt. Wenn die Beschwerden nachgelassen haben, dann tendieren wir dazu, nicht weiter darüber nachzudenken, dass sie wiederkommen könnten – das ist Teil eines Überlebensprinzips: Wir vergessen, was unangenehm war. Doch bei einem Großteil der deutschen Bevölkerung (siehe Seite 69) kehren die Symptome immer wieder zurück, die Betroffenen sind chronisch erkrankt. Häufig geraten sie dann in ein Therapiekarussell, das es immer schwieriger macht, die Auswirkungen des Grundleidens und die Nebenwirkungen der Medikamente auseinanderzuhalten.

Die Naturheilkunde behandelt den Menschen und nicht die Krankheit. Diesen Satz haben Sie vielleicht schon einmal gehört. In ihm steckt die Botschaft der Nachhaltigkeit: Wir greifen nicht von außen ein, um die Krankheit aus Ihrem Körper zu vertreiben. Sondern wir regen den Menschen und seinen Körper an, seine Systeme zu regulieren, damit er dann selbst mit den Fehlfunktionen fertigwerden kann. Das ist ein ganz entscheidender Unterschied.

Daraus folgt ganz automatisch, dass wir uns mehr um die Gesundheit der Menschen kümmern als um die Krankheit. Natürlich verwenden wir auch Heilkräuter, um akute oder wiederkehrende Beschwerden zu lindern: Lavendelauflagen gegen Schlafstörungen zum Beispiel oder Johanniskraut gegen depressive Verstimmungen. Das ist vom Prinzip her schulmedizinische Therapie mit sanfteren Substanzen. Es braucht allerdings in der Regel deutlich länger, bis die Wirkstoffe greifen. Und es geht auch nicht nur um die ätherischen Öle des Lavendels oder das Hyperforin aus dem natürlichen Antidepressivum. Es geht um die langsame Umsteuerung des Bewusstseins, um das Kennenlernen des eigenen Körpers, um das Identifizieren von Situationen und Lebenslagen, welche die Symptome erneut hervorgerufen haben. Das ist Teil der Therapie und vielleicht sogar der wirksamere.

Wo die Schulmedizin Unterstützung braucht

Die Hochleistungsmedizin mit ihren biotechnologischen Fortschritten rettet jeden Tag Leben und ist zum Beispiel in der Notfallmedizin oder Chirurgie herausragend. Aber in der Summe verbessert sie weder die Lebensqualität noch verlängert sie die Zahl der gesunden Jahre. Deutschland nimmt innerhalb der OECD einen beschämenden Platz auf den letzten Rängen ein, wenn es um Gesundheit im Alter geht.

Die moderne Naturheilkunde kann diese Situation deutlich verbessern – wenn sie nämlich in die sogenannte Schulmedizin integriert wird, als wenig invasives Therapiekonzept, das körperliche genau wie seelische Strukturen zum Schwingen bringt, dabei gleichzeitig die Patienten zur Selbstfürsorge motiviert und zur Selbsthilfe anleitet und ihnen vor allem die Erfahrung von Lebensqualität vermittelt, die sie selbst aktiv erwerben können. Was meine ich hier mit »moderner« Naturheilkunde?

Vergleich: So gesund altern Europas Senioren

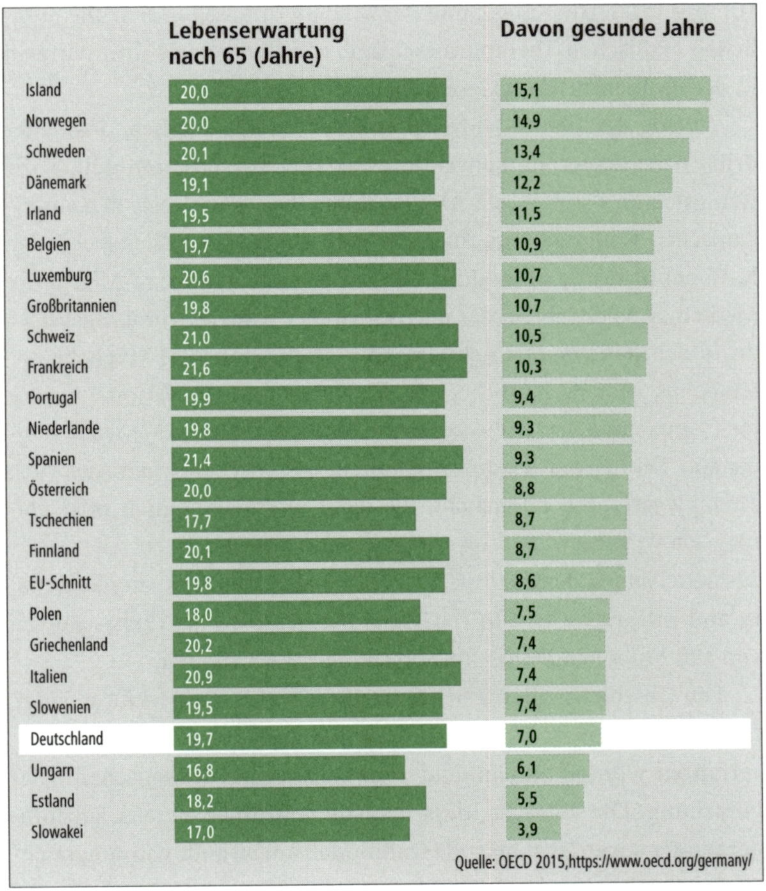
Lebenserwartung nach 65 (Jahre)
Davon gesunde Jahre
Island 20,0 15,1
Norwegen 20,0 14,9
Schweden 20,1 13,4
Dänemark 19,1 12,2
Irland 19,5 11,5
Belgien 19,7 10,9
Luxemburg 20,6 10,7
Großbritannien 19,8 10,7
Schweiz 21,0 10,5
Frankreich 21,6 10,3
Portugal 19,9 9,4
Niederlande 19,8 9,3
Spanien 21,4 9,3
Österreich 20,0 8,8
Tschechien 17,7 8,7
Finnland 20,1 8,7
EU-Schnitt 19,8 8,6
Polen 18,0 7,5
Griechenland 20,2 7,4
Italien 20,9 7,4
Slowenien 19,5 7,4
Deutschland 19,7 7,0
Ungarn 16,8 6,1
Estland 18,2 5,5
Slowakei 17,0 3,9
Quelle: OECD 2015,https://www.oecd.org/germany/

Deutsche erleben nur halb so viele gesunde Jahre nach 65 wie z.B. Norweger. Viele Jahre, muss man ehrlich sagen, existierten die unterschiedlichen Traditionen der Heilkunde nebeneinander, ohne viel Berührung miteinander zu haben. Die Rohköstler konzentrierten sich auf vegetarische Ernährung und Bewegung an frischer Luft. Die Homöopathen folgten den Anweisungen Hahnemanns, die Anthroposophen denen von Rudolf Steiner. Die Kneipp-Anhänger bauten auf ihre Wassertherapien, und dazwischen tummelten sich alle möglichen exotischen Therapievorschläge, von denen viele ihre Wurzeln in der multiethnischen Gesellschaft der USA hatten.

Anfang der 1990er-Jahre hatten zwei Studien ergeben, dass jeder dritte Amerikaner »unkonventionelle« Therapieverfahren nützte, die wenigsten dies aber ihrem Arzt erzählten. Das veranlasste den amerikanischen Kongress, innerhalb der nationalen Gesundheitsbehörden National Institutes of Health (NIH) ein eigenes »Office of Alternative Medicine« zu errichten, das nach einer eher wilden Gründungsperiode, in der man von Haifischflossen bis Meditation alles Mögliche untersuchte, wissenschaftlich evaluiert wurde und als National Center for Complementary and Alternative Medicine (NCCAM) wiederauferstand. Seither werden dort mit hohem wissenschaftlichen Anspruch Therapieverfahren untersucht, die nicht pharmakologisch oder chirurgisch vorgehen. 2015 verschwand dann auch noch das Alternative aus dem Namen des Instituts: Das National Center for Complementary and Integrative Health (NCCIH) hat heute ein jährliches Budget von 140 Millionen Dollar für Forschung zur Verfügung.

Die Geschichte dieses Instituts spiegelt eine Entwicklung wider, die auch bei uns in Deutschland Wellen geschlagen hat. Naturheilverfahren wurden zunehmend zum Gegenstand wissenschaftlicher Forschung. Die Tatsache, dass manche von ihnen bereits Jahrhunderte oder sogar Jahrtausende traditionell angewandt wurden, reichte nicht mehr aus, um ihren Einsatz zu legitimieren. Denn seit den 1990er-Jahren existiert in der Medizin die Forderung nach empirisch nachgewiesener Wirksamkeit. »Evidenz statt Eminenz« – vorbei waren die Zeiten, wo Glaubenssätze für eine Behandlung ausreichten (selbst ernannte Gurus gibt es natürlich leider immer noch).

Die Forderung nach Wissenschaftlichkeit wurde nicht in allen Bereichen der Naturheilkunde gerne gesehen. Manche hielten sie für überflüssig, andere wussten schlicht nicht, wie sie zur Evidenz kommen sollten – denn von der Methodologie hier ist es viel leichter, eine Arzneimittelstudie anzufertigen, als Behandlungsverfahren auszuwerten, deren Setting viel stärker patientenzentriert ist und wo auch der Placebofaktor eine große Rolle spielt. Und natürlich fehlte häufig auch das Geld.

Es war also kein leichter Prozess, und als langjähriger Präsident der Deutschen Gesellschaft für Naturheilkunde habe ich viele der intensiven Diskussionen begleitet und durchgefochten. Die Evidenzbasierung hat dazu beigetragen, dass die Naturheilkunde zu Beginn dieses Jahrtausends auch die Universitäten eroberte, überwiegend von Stiftern ermöglicht, wie auch meine eigene Alfried Krupp von Bohlen Halbach-Professur an der Universität Essen.

Hintergrund: Naturheilkunde erobert die Universitäten

- Universität Rostock: Stiftungsprofessur für Naturheilkunde (Prof. Dr. med. Karin Kraft), seit 2002
- Universität Duisburg-Essen:
  - Alfried Krupp von Bohlen und Halbach-Stiftungsprofessur für Naturheilkunde an der Universität Duisburg-Essen (Prof. Dr. med. Gustav Dobos), seit 2004
  - Stiftungsprofessur für Integrative Gastroenterologie (Prof. Dr. med. Jost Langhorst), seit 2020 am Klinikum Bamberg tätig
- Charité Berlin:
  - erste Hochschulambulanz für Naturheilkunde 1996, seit 2007 zwei naturheilkundliche Hochschulambulanzen
  - Stiftungsprofessur für Komplementärmedizin (Prof. Dr. med. Claudia Witt), 2008–2013

  - Stiftungsprofessur für Naturheilkunde (Univ. Prof. Dr. med. Benno Brinkhaus), seit 2009
  - Stiftungsprofessur für Klinische Naturheilkunde (Univ. Prof. Dr. med. Andreas Michalsen), seit 2009
  - Stiftungsprofessur Integrative und Anthroposophische Medizin (Prof. Dr. Harald Matthes), seit 2017

- Universität Witten-Herdecke:
  - Lehrstuhl für Medizintheorie, Integrative und Anthroposophische Medizin (Univ. Prof. Dr. med. David Martin), seit 2017
  - Professur für Integrative Gesundheitsversorgung/ Gesundheitsförderung (Univ. Prof. Dr. med. Tobias Esch), seit 2016

- Technische Universität München: Stiftungsprofessur für Naturheilkunde und Komplementärmedizin (Prof. Dr. med. Dieter Melchart), 2010 – 2015; seit 2016 an der Technischen Hochschule Deggendorf

- Universitätsspital Zürich: Lehrstuhl für komplementäre und integrative Medizin (Prof. Dr. med. Claudia Witt), seit 2014

Seit wissenschaftliche Nachweise zur Evidenz vorliegen, ist es auch möglich, naturheilkundliche Therapien in die konventionelle Medizin zu integrieren. Wir haben in Essen entsprechende Konzepte für die Onkologie und die Schmerzmedizin, für die Gastroenterologie und die Psychosomatik entwickelt und (bis auf die Pädiatrie) auch selbst umgesetzt. Gleichzeitig haben wir 2011 in Zusammenarbeit mit der Deutschen Gesellschaft für Naturheilkunde eine Leitlinien-

Kommission etabliert, die Naturheilkunde und komplementärmedizinische Therapien systematisch aufarbeitet und die Vorarbeiten (Metaanalysen) für Leitlinien leistet, an denen sich Ärztinnen und Ärzte zunehmend orientieren und die zum Beispiel für die Kostenerstattung durch die Krankenkassen wichtig sind. Über 30 zentrale Leitlinien sind unter Beteiligung dieser Arbeitsgruppe entstanden.

Integrative Medizin: das Beste aus zwei Welten

Die Naturheilkunde kann das, was der konventionellen Medizin so schwerfällt: den Patienten in Behandlung aktiv einbinden. Am besten lässt sich das vielleicht an einem konkreten Beispiel zeigen: 2010 wurde an den Kliniken Essen-Mitte (heute: Evangelische Kliniken Essen-Mitte) von meinem Team der Klinik für Naturheilkunde gemeinsam mit dem Interdisziplinären Brustzentrum eine Abteilung für »Integrative Onkologie« verwirklicht. Evidenzbasierte naturheilkundliche Anwendungen werden hier, zeitlich und inhaltlich abgestimmt mit den konventionell-onkologischen Behandlungsmethoden, eingesetzt.

Was ist der Hintergrund? 70 Prozent aller Krebspatienten und -patientinnen nehmen während ihrer Behandlung Naturheilmittel. Die meisten aber verschweigen das. Sie haben Angst vor dem mitleidigen Lächeln ihres Onkologen: »Was wollen Sie denn mit Kräutern?«, fragt der. »Sie sind schwer krank! Am besten ist, Sie machen gar nichts. Wir kümmern uns schon um Sie!«

Patienten aber wollen selbst zu ihrer Gesundung beitragen – vor allem Krebskranke. Das ist der häufigste Grund, warum sie es dann heimlich mit Naturheilverfahren versuchen. Selbst auf eine Bedrohung reagieren zu können, das zeigt die Stressforschung ganz deutlich, erhöht die Überlebenschance. Eine aktive Beteiligung der Patienten liegt jedoch häufig nicht im Sinn der Onkologen, weil diese aus gutem Grund die Kontrolle über die äußerst komplexe Krankheit nicht verlieren wollen. Es ist ein schmaler Grat, den die Krebsmedizin gehen muss. Zu wenig oder zu viel eines Chemotherapeutikums und schon ist der Behandlungserfolg zunichtegemacht. Eine Hochdosis Vitamin C zur falschen Zeit oder auch ein Johanniskrautpräparat, das »sanft« die Stimmung aufhellen soll, können im Körper die Wirksamkeit für ein Krebsmittel verändern und die gesamte Therapie infrage stellen.

Es geht also nur mit Kommunikation zwischen allen Beteiligten. Eines unserer Vorbilder ist in dieser Hinsicht das renommierte Memorial Sloan Kettering Cancer Center in New York. Die rund 50 Mitarbeitenden der Abteilung für Integrative Medizin versorgen dort jährlich über 17000 Patienten an den diversen onkologischen Kliniken. Die enge Kooperation bringt den Patienten eindeutig mehr, als wenn Krebsabteilungen sich als »Add-on« einzelne komplementärmedizinische Zusatzmodule (wie zum Beispiel Akupunktur) aussuchen. Denn in dem Miteinander stecken gegenseitiger Respekt und die Bereitschaft, voneinander zu lernen. In Essen, wo die integrative Zusammenarbeit inzwischen auf den gesamten Bereich der Senologie und der gynäkologischen Onkologie wie auch andere Krebsabteilungen ausgeweitet wurde, werden Naturheilkunde und Mind-Body-Medizin in die multiprofessionellen Besprechungen ganz selbstverständlich einbezogen.

Fallbeispiel Gelenkschmerzen: »Ich behandle mich in der Küche!«

Die Brustkrebspatientin hat eine gute Prognose, aber zu einem hohen Preis: Da sie einen hormonabhängigen Tumor hatte, der erfolgreich operiert wurde, soll sie nun zehn Jahre lang ein Antihormonmedikament einnehmen, das sie mit einem Schlag in vorzeitige »Wechseljahre« katapultiert, und das, obwohl die Informatikerin erst 36 Jahre alt ist. Viele Frauen brechen diese Therapie ab, weil sie von Hitzewallungen, Depressionen und Gelenkschmerzen gequält werden. Doch das verkürzt ihre statistische Lebenserwartung.

In unserer onkologischen Tagesklinik erfährt die Patientin, was sie alles selbst tun kann, um einem Rückfall entgegenzuwirken, sie erhält

Ratschläge für Ernährung, Bewegung und Entspannung und zusätzliche Gelegenheit, solche Praktiken einzuüben und sich mit Mitpatientinnen über die jeweiligen Erfahrungen auszutauschen. Manchmal kommt es dabei zu Therapieempfehlungen, die man uns Ärzten gar nicht abnehmen würde, weil sie nicht »medizinisch« genug scheinen (obwohl sie das sind, denn Kohl enthält neben Schwefelverbindungen viele antientzündliche und heilsame Substanzen). »Eine Frau hat in der Gruppe erzählt, wie sie mit Umschlägen aus Kohlblättern, die sie vorher mit einer Flasche gewalzt hat, damit der Saft austritt, ihre Gelenkschmerzen deutlich verringert hat. Ich war neugierig und habe das ausprobiert und tatsächlich ... Jetzt nehme ich einerseits die Tabletten, die mir die Onkologin aufgeschrieben hat, aber ich therapiere mich auch selbst in der Küche – mit Kohlblättern!«

Von der Diagnose an können komplementärmedizinische Verfahren angewandt werden, um schon hier den Stress der Behandlung zu lindern und aufzuzeigen, wie viel etwa die Brustkrebspatientinnen selbst zu ihrer Gesundung beitragen können. Ohrakupunktur lindert die Angst vor der Operation, Nadeln entlang der Leitbahnen beugen Übelkeit und Schlafstörungen danach vor. Akupunktur, Bienenwachsauflagen, Schröpfkopfmassagen und sanfte Bewegungsübungen lindern Rückenschmerzen, die durch die erzwungene Rückenlage nach der Operation auftreten können. Später kann etwa Ringelblumensalbe Hautirritationen durch Bestrahlung verringern oder Kohlwickel besänftigen therapiebedingte Gelenkschmerzen.

Die Onkologen sehen ihre Hauptaufgabe in der Zerstörung der Krebszellen, sie führen Krieg. Kollateralschäden sind da nicht zu vermeiden – doch zur Behandlung der Nebenwirkungen fehlt vielen von ihnen das Wissen, oft auch die Zeit. Eine Krebserkrankung aber benötigt nicht nur Instrumente der Zerstörung, sondern auch des Aufbaus: Empathie, Einfühlungsvermögen, Zeit für Aus- und Ansprache. Das wird in der Onkologie immer mehr gesehen und anerkannt, immer mehr Kliniken bieten integrative Behandlungsmodelle an, zum Beispiel das Robert Bosch Krankenhaus in Stuttgart oder auch das Universitätsspital Zürich. Mittlerweile liegen auch die für die wissenschaftliche Legitimation so wichtigen S3-Leitlinien »Komplementärmedizin für onkologische PatientInnen« vor.

Die Möglichkeit, selbst aktiv an der Genesung mitarbeiten zu können, motiviert viele Patientinnen und Patienten, die fordernden medizinischen Behandlungen durchzuhalten. Jüngere Frauen zum Beispiel leiden sehr unter einer Antihormontherapie, die bei bestimmten Brustkrebstypen notwendig wird und die sie quasi über Nacht in den Zustand der Wechseljahre versetzt. Jede dritte Brustkrebspatientin bricht deshalb die Therapie ab, weil sie die Nebenwirkungen wie Hitzewallungen oder Gelenkschmerzen nicht erträgt. Meditation oder Akupunktur jedoch können dabei helfen, diese Symptome abzuschwächen und die für zehn Jahre empfohlene Behandlung fortzusetzen.

Besonders wichtig, gerade was diesen nachhaltigen Erfolg der naturheilkundlichen Therapien angeht, ist die Mind-Body-Medizin. Ihr Kern ist ein Konzept für eine gesunde Lebensführung, das auf den Grundsätzen von Sebastian Kneipp beruht und von dem Schweizer Arzt Max Bircher-Benner als Ordnungstherapie etabliert wurde. Auch wenn dieser Terminus in der Medizin immer noch gebräuchlich ist, klingt er in modernen Ohren verstaubt und rigide. Dabei geht es um etwas ganz Modernes: um Lifestyle und um die Aktivierung der eigenen Ressourcen.

Mind-Body-Medizin: reizarm und ressourcenorientiert

Falls Sie schon andere meiner Bücher gelesen haben, ist Ihnen die Mind-Body-Medizin sicher schon begegnet, denn sie ist ein ganz zentraler Baustein der Integrativen Medizin, wie wir sie in Essen entwickelt haben. Am Beispiel der Krebstherapie, wie wir sie gerade beschrieben haben, wird der »andere« Ansatz vielleicht besonders deutlich: Während das Ziel einer Psychoonkologie vor allem in der psychischen Verarbeitung der Erkrankung und ihrer Folgen besteht, fokussiert die Mind-Body-Medizin gezielt auf die Aktivierung und Stärkung der Gesundheitsressourcen der Patienten – ein langfristiger Ansatz, der sich nicht mit Defiziten, sondern mit Potenzialen beschäftigt. Dadurch ist die Mind-Body-Medizin auch niedrigschwelliger. Die Patienten haben weniger Scheu, hier etwas kennenzulernen, weil sie sich »nur« mit einem Lebensstil beschäftigen sollen und nicht mit einer psychisch-emotionalen Störung. Erst wenn sie sich auf die Mind-Body-Verfahren einlassen, werden sie feststellen, welche positive Kraft in dieser Medizin steckt.

Was aber unterscheidet die Mind-Body-Medizin von den klassischen naturheilkundlichen Ansätzen?

Erweiterte Naturheilkunde

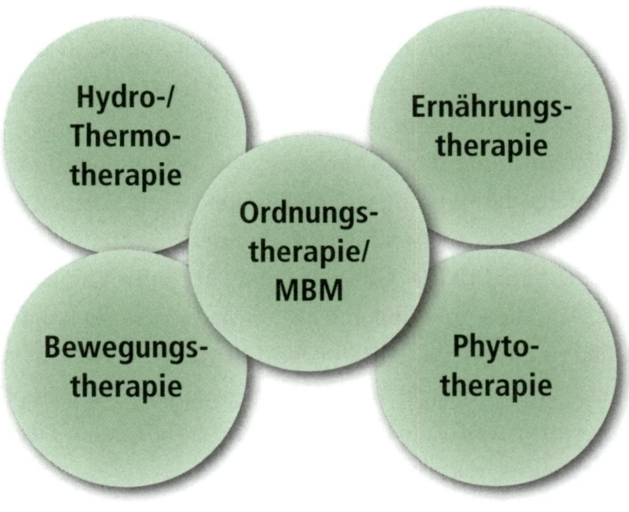

Naturheilverfahren nach Kneipp, erweitert um die Mind-Body-Medizin (MBM)

Quelle: Dobos G, Deuse U & Michalsen A 2006

Dass eine hektische, ungesunde Lebensweise sich negativ auf Körper und Psyche auswirkt, auf das Immunsystem genauso wie auf das Nervenkostüm, war eine der Erkenntnisse der Stressforschung, die in den 20er-Jahren des vergangenen Jahrhunderts begann und in den 70er-Jahren einen Höhepunkt hatte. Damals hatten mehrere Forscher die Idee, die Kaskade negativer Botenstoffe, die den Körper unter Dauerbelastung schädigt – bildlich gesprochen – umzudrehen, also den Körper gezielt mental und körperlich aufzubauen und so gegen Stress zu immunisieren.

Die drei wichtigsten Pioniere der Mind-Body-Medizin sind heute noch aktiv, ihre Techniken und Forschungsansätze haben international Beachtung gefunden, und auch mein Team und ich haben viel von ihnen gelernt und stehen mit ihren Arbeitsgruppen in Kontakt. Der eine ist der Kardiologe Herbert Benson, der in den 1970er-Jahren in Harvard die blutdrucksenkende Wirkung von Meditation untersuchte und daraus die »relaxation response« ableitete, die Entspannungsantwort, zu der man den Organismus mit gezielten Übungen, zum Beispiel beim Atmen, bringen konnte. Das Benson-Henry Institute for Mind Body Medicine ist heute am Massachusetts General Hospital in Boston angesiedelt.

Parallel zu dieser Entwicklung begann der Biologe Jon Kabat-Zinn ebenfalls, die Wirkung von Meditation zu untersuchen und entwickelte daraus das achtwöchige Programm der »Mindfulness Based Stress Reduction, MBSR«. Über die reinen Techniken hinaus regte er aber auch an, die »Achtsamkeit« als bewusste Haltung langfristig in den Alltag zu integrieren. MBSR gehört heute zu den weitest verbreiteten und bestuntersuchten MBM-Programmen überhaupt. Eine Wirkung wurde unter anderem bei Schmerzsyndromen, Depressivität, Angst und Psoriasis bestätigt.

Der US-Kardiologe und Lifestyle-Mediziner Dean Ornish etablierte an der Universität von Kalifornien ein Programm für Herzkranke, das Ernährungsumstellung, Meditation, Yoga, Ausdauertraining und eine liebevolle Haltung anderen und sich selbst gegenüber kombinierte. Er konnte zeigen, dass sich selbst schwere Herzgefäßveränderungen zurückbilden lassen. Ex-Präsident Bill Clinton gehört zu seinen Patienten. Am Beispiel von Prostatakrebs demonstrierte er, wie sich die Aktivität von Tumorgenen durch einen gesunden Lebensstil bremsen lässt.

Die Mind-Body-Medizin ist also eine moderne Erweiterung der naturheilkundlichen Ordnungstherapie. Sie ergänzt diese um Ergebnisse aus der Hirnforschung und Psychoneuroimmunologie, wie etwa der Meditations- und Yogaforschung, integriert aber auch Konzepte aus der Gesundheitspädagogik und -psychologie. Als Teil der Integrativen Medizin spricht die Mind-Body-Medizin alle gesund-

»Tempel der Gesundheit« als Modell der Essener Mind-Body-Medizin

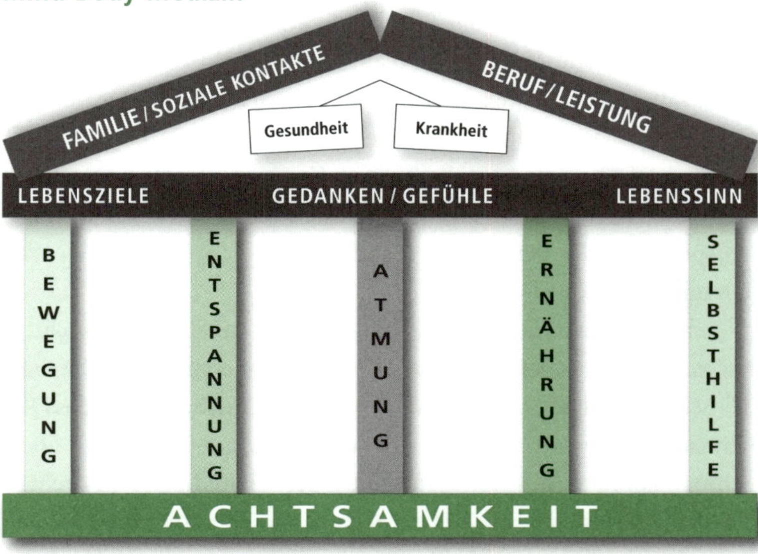

Alle Bereiche des Lebens können relevant für die Frage nach Gesundheit und Krankheit sein. Die Statik des Lebens verschiebt sich in Richtung Krankheit, wenn einzelne Säulen nicht mehr tragen.

© Anna Paul, Evangelische Klinken Essen-Mitte

heitsrelevanten Bereiche des Lebens an, die eine Person in ihrem Alltag selbst beeinflussen oder umsetzen kann. Dazu zählen neben Ernährung, Bewegung und Entspannung auch persönliche Gedanken und Gefühle, Wünsche, Hoffnungen, Erwartungen, Lebensziele bis hin zu Sinnfragen. Auch soziale Beziehungen, Familie und Beruf spielen eine wichtige Rolle.

Sich selbst erforschen

Wie sieht das praktisch aus? Patientinnen und Patienten, die zu uns nach Essen in die Klinik kommen, durchlaufen eine dreifache Anamnese und Diagnostik: Sie werden zunächst schulmedizinisch untersucht, dann aus naturheilkundlicher Perspektive und schließlich aus ordnungstherapeutischer Sicht, die Mind-Body-Medizin eingeschlossen. Da wird nach den Lebensumständen gefragt, nach Belastungsfaktoren, aber auch nach individuellen Ressourcen. Auch wird die Bereitschaft der Betroffenen, etwas in ihrem Leben zu verändern, erfragt. Ein transprofessionelles Team aus akademisch ausgebildeten Fachkräften (Ernährungswissenschaft, Sportpädagogik, Psychologie, Gesundheitswissenschaften usw.) leitet dann während der naturheilkundlichen Therapie eine Reihe von Gruppeninterventionen oder berät auch individuell. Dabei geht es vor allem darum, das Gesundheitspotenzial der Betroffenen (Salutogenese, siehe Seite 34) zu stärken und auszubauen.

Selbstwahrnehmung und Selbstfürsorge – das sind ganz wichtige Bausteine der Mind-Body-Medizin, und sie müssten in alle Bereiche der Medizin eingehen. Denn sie bilden die Grundlage dafür, dass Patienten die Verantwortung für sich selbst und ihre Gesundheit übernehmen können. Im bisherigen Modell der »shared decision« geht es vor allem darum, dass ein Teil der rechtlichen Verantwortung auf den Patienten abgewälzt wird. Meistens bedeutet das nur, dass er das Kleingedruckte in dem Behandlungsvertrag unterschreibt. Selbstverantwortung ist aber viel mehr und sie sollte weit über die aktuelle

Therapie hinaus möglich sein. Dazu müssen Menschen erst befähigt werden. Das kostet Zeit, die im derzeitigen Medizinmodell nicht vergütet wird, obwohl sie auch ökonomisch eine sinnvolle Investition wäre.

Nehmen wir den Stress. Jeder von uns, ich genauso wie Sie, ist gestresst, irgendwie. Viele Menschen nehmen das aber schon gar nicht mehr wahr, diese Erfahrung machen wir täglich mit unseren Patientinnen und Patienten. Sie stellen das erst fest, wenn man zum Beispiel einen kleinen Biodot, einen Punkt, auf ihre Haut klebt, der anzeigt, wie verkrampft die winzigen Gefäße der Haut sind. Oder sie spüren plötzlich Herzklopfen, wenn sie in einer Entspannungsübung auf einer Matte auf dem Boden liegen. Häufig sind am Stress negative Einstellungen mit beteiligt, über die die Betroffenen zuvor noch nie nachgedacht hatten. War die Angst vor dem Chef wirklich berechtigt? Hätte man die Änderung im Familienalltag nicht einfach besprechen können? Solche Denkmuster können »kognitiv umstrukturiert« werden: Man kann sie bewusst machen, auf ihren Wahrheitsgehalt überprüfen und ändern.

»Die neuen Erfahrungen sollten an ursprüngliche, vorgeburtliche oder in der frühen Kindheit gewonnene Erfahrungen von Kohärenz, Verbundenheit und eigener Gestaltungsfähigkeit anknüpfen, damit diese Qualitäten für eine gesundheitsfördernde und freudvolle Lebensgestaltung nutzbar werden können (...). Dabei kann gezielt auf ressourcenorientierte Vermittlungsstrategien (...) zurückgegriffen werden.« Aus Sicht der Neurobiologie, so der renommierte Hirnforscher Gerald Hüther, ist »Heilung immer Selbstheilung«.

Fallbeispiel Burn-out, Rückenschmerzen: »Keine Tablette hat geholfen!«

Die Patientin hatte stets viel Verantwortung: in ihrer Rolle als Lehrerin, aber auch bei der Pflege der Schwiegermutter, die sie übernahm. Der Sportunterricht, den sie leitete, fiel aus. Bei den Tests, die in der Schule gemacht wurden, erfuhr man nicht, wer infiziert war. Dann wurde pandemiebedingt die Schule geschlossen, und der Fernunterricht über das Internet stellte alle Beteiligten auf eine harte Probe.
»Ich fühlte mich zunehmend alleingelassen, keiner blickte mehr richtig durch«, erzählte die Patientin bei der Anamnese. Nachts hatte sie plötzlich Herzrasen, der Blutdruck erreichte bedrohliche Werte. Vor allem aber waren es rasende Rückenschmerzen, die sie an den Rand der Verzweiflung brachten: »Das war so intensiv wie ein Geburtsschmerz, aber das Magnetresonanzbild in der Klinik zeigte nichts Auffälliges. Und keine Tablette hat geholfen!«
Dieser Frau half, wie sie selbst sagt, das »Gefühl, jemand kümmert sich um mich«! Aber sie erhielt natürlich auch ein breites Spektrum an Schmerztherapien, zum Beispiel die Heilmassage GuaSha, Brustwickel zum Entspannen, Nadelplatten, die den Rücken aktivierten, und das Schmerzöl Aconit. Heute kann sie wieder schlafen, und die Schmerzen sind weitgehend verschwunden. Vor allem aber sagt sie: »Ich habe viel nachgedacht über mich. Man muss sich Zeit nehmen für sich selbst!«

Häufig spielen bei Patienten Themen eine Rolle, die über die Person selbst hinausgehen – neben dem sozialen Umfeld können das auch Umweltfaktoren wie Lärm oder Luftbelastung sein, aber auch spirituelle Fragen oder Lebenskrisen nach einer Scheidung, dem Tod eines geliebten Menschen oder dem Verlust des Arbeitsplatzes. Die Ordnungstherapie bringt diese durch achtsam geführte Gruppengespräche in die Wahrnehmung. Die Patienten fangen an, über ihren eigenen Umgang mit ihrem Körper und ihren Emotionen nachzudenken, und sie beginnen einen Zugang zu ihren Gefühlen zu entwickeln. Eine Migränepatientin stellt zum Beispiel fest, dass ihre Erkrankung in Zusammenhang mit ihrem hohen Leistungsanspruch an sich selbst steht, der ganz typisch für Migräniker ist. Sie realisiert, dass dieses Leistungsmotiv aus ihrer Kindheit stammt, in der die elterliche Zuneigung nicht bedingungslos geschah, sondern immer an Leistung gebunden war. Als Kind war sie früh auf sich allein gestellt gewesen und hatte Aufmerksamkeit der Eltern nur durch gute Schulnoten oder hohe sportliche Leistung erhalten. Sie erkennt diese Muster ihrer Krankheit, reflektiert sie und findet ein Gefühl der Verbundenheit in einer Meditationsübung. Mit der Zeit lernt die Patientin, die ersten Anzeichen ihrer Migräneattacken sensibel wahrzunehmen, und sie kann diesen dann – mit Mitteln der Naturheilkunde – begegnen. Sie ist nicht mehr das hilflose Opfer.

Die Reize, welche die Mind-Body-Medizin setzt, sind zunächst schwache Impulse, sie verstärken sich erst im Dialog oder Miteinander mit den Patienten. Es wird also niemand ein bestimmtes Lebenskonzept übergestülpt – was nützt das beste Ernährungskonzept, wenn der Patient nicht bereit ist oder die Möglichkeiten im Alltag fehlen. Jeder und jede aber hat Andockstellen in ihrem Sein, wo Veränderung möglich ist, und wenn es gelingt, diese praktisch umzusetzen, dann kommen auch weitere Dimensionen der Person ins Schwingen. Uns geht es zwar auch darum, die Patienten aufzuklären, was gut und was eher schlecht für sie ist. Das ist eine Ebene, die auch die konventionelle Medizin noch kennt. Aber es geht darum, in die Umsetzung zu kommen. Das bis zu 14-tägige Therapieprogramm für chronisch kranke Menschen enthält deshalb solche Praxisstunden, wo man ganz konkrete Erfahrungen machen kann – in einer Qigong-Stunde, beim meditativen Gehen oder in unserer Übungsküche beim Herstellen eines Pestos als vegetarischem Brotaufstrich. Für Patienten mit hartnäckigen Beschwerden stellen wir noch eine teilstationäre Tagesklinik zur Verfügung, wo sie einmal die Woche und das über zweieinhalb Monate das Gelernte in der Gruppe weiter vertiefen können.

Dieses Programm funktioniert hervorragend – aber unser Gesundheitssystem hat wenig Raum, so etwas zu integrieren. Auf unserer jährlichen Mind-Body-Summer School in Essen stellen immer wieder Ärzte und Ärztinnen ihren Kollegen vor, wie sie selbst das umsetzen, in der Kassen- oder Privatpraxis, an Universität und Klinikum.

Menschen, das zeigt die Placebo-Forschung, sind wichtige »Beweger«. Der Mensch darf also nicht als ökonomischer Faktor aus dem Prozess des Heilens wegrationalisiert werden.

Kneipp als »Influencer«

Längst nicht der einzige und auch nicht der erste, aber mit Sicherheit der prominenteste Wasserheiler war der katholische Pfarrer Sebastian Kneipp (1821–1897). Die Familie aus Stephansried im bayerischen Schwaben war arm, der Vater Hausweber mit fünf Kindern. An ein Studium war für den einzigen Jungen, Sebastian, nicht zu denken. Stattdessen musste er Kinderarbeit leisten und am Webstuhl sitzen. Doch der Ortspfarrer, der auch Botaniker war, unterstützte den begabten Jungen und führte ihn in die Welt der Theologie und der Pflanzen ein. Trotzdem dauerte es, bis Kneipp 23 Jahre alt war, dass er ins Gymnasium eingeschult werden konnte. Seine Mitschüler nannten ihn »Papa Kneipp«.

Nach dem Abitur studierte er Theologie in Dillingen an der Donau, doch erkrankte bald an Tuberkulose. Das damals lebensgefährliche Leiden, gegen das es keine andere Medizin gab als Schonung, kurierte Kneipp durch regelmäßige kurze Bäder im kalten Fluss. Nach dieser Erfahrung begann er, sich mit Wasseranwendungen als Therapie zu beschäftigen. Mit der Zeit entstand daraus aber mehr, ein ganzheitliches Gesundheitskonzept, das auch Anweisungen für ein gesundes und gottesfürchtiges Leben enthielt. Dass er Menschen kostenlos behandelte, machte Ärzte und Apotheker zu seinen Feinden. Doch vor Gericht wurde er vom Vorwurf der Kurpfuscherei freigesprochen.

Wasserbehandlungen waren zwar schon seit der Antike bekannt, doch erst heute weiß man, was bei einem typischen Kneipp-Guss passiert: Als Reaktion auf den Kältereiz ziehen sich die Gefäße der Haut zusammen und weiten sich dann wieder. Dieses Reiz-Reaktions-Schema regt den Stoffwechsel an, es werden Botenstoffe ausgeschüttet, und schon ein einziger kalter Guss beeinflusst die Immunabwehr. Seine Patienten therapierte Kneipp übrigens häufig mit der Gießkanne seines Gärtners. Ob das auch bei Papst Leo XIII. der Fall war, der ihn mehrfach aufsuchte, ist nicht überliefert.

Anlässlich des Todes von Kneipp, der 1897 an Krebs starb, schrieb die *Münchner Medizinische Wochenschrift:* »Denn wenn man auch vom ärztlichen Standpunkte aus die Thätigkeit Kneipps verwerfen und für schädlich erachten musste, so war er doch eine so originelle und interessante Erscheinung, dass er mit den Kurpfuschern gewöhnlichen Schlages nicht auf gleiche Stufe gestellt werden darf. Von diesen unterscheidet ihn vor Allem seine Uneigennützigkeit und seine Menschenliebe.«

Im Dritten Reich wurde der Kneipp-Bund in die völkisch ausgerichtete Naturheilkunde der Nazis eingegliedert – die Prinzipien der Abhärtung sollten damals vor allem dazu dienen, Soldaten zu erziehen. Doch es dauerte nicht lange, bis die Kneipp-Bewegung nach dem Krieg wieder zu einer Volksbewegung wurde. Die »Kneipp-Kur« wurde von den Sozialversicherungen anerkannt, verschiedene Bildungseinrichtungen und auch eine Gesundheits-Akademie sowie Kneipp Worldwide und der Kneipp-Verlag wurden aktiv. Der Kneipp-Bund trat dem Deutschen Paritätischen Wohlfahrtsverband bei, um sich gesundheitspolitisch für Vorbeugung zu engagieren. 2003 wurde zu diesem Zweck das Büro für Gesundheit und Prävention in Berlin eröffnet. Im Dezember 2015 wurde das Kneippen als »traditionelles Wissen und Praxis nach der Lehre Sebastian Kneipps« in das bundesweite Verzeichnis des immateriellen Kulturerbes aufgenommen.

So bekannt und beliebt das »Kneippen« in der Bevölkerung ist, die Medizin bleibt zurückhaltend gegenüber dieser »Barfußmedizin«. Mein langjähriger Kollege Andreas Michalsen, selbst Sohn eines Kneipp-Arztes, hat das schon als Kind erlebt – sein Vater konnte sich vor Patienten kaum retten, aber die Ärzte der schwäbischen Kleinstadt wollten das nie so recht akzeptieren. Michalsen, inzwischen Professor für Klinische Naturheilkunde an der Charité Berlin, beschreibt auch, wie kritisch seinem Habilitationsverfahren an der Universität Duisburg-Essen begegnet wurde: »Der Kollege stammt aus der Klinik für Naturheilkunde und integrative Medizin«, schrieb damals der frühere Dekan der medizinischen Fakultät an die Fakultätsmitglieder. »Ich wünschte, dass meine alte Fakultät sich der Problematik dieser Außenseitermedizin bewusst ist und sie nicht durch Einbindung akademisch aufwertet.«

Inzwischen hat Kneipp seinen 200. Geburtstag, und die Kraft seiner Botschaft ist nicht schwächer geworden, im Gegenteil. Der Kneipp-Bund e.V. ist die größte private Gesundheitsorganisation und erreicht täglich 200 000 Menschen (zumindest waren es vor Corona so viele). Es gibt rund 1200 Kneipp-Vereine, zertifizierte Einrichtungen wie Altenheime und Kindergärten (rund 360) und diverse Fachverbände. Das Zentrum der Kneipp-Bewegung ist immer noch Bad Wörishofen, wo Kneipp Beichtvater in einem Dominikanerkloster war. Sein Buch *So sollt Ihr leben* schrieb Kneipp, um Menschen zu befähigen, seine Therapien auch ohne ihn durchzuführen. Es wurde in kürzester Zeit zum Bestseller.

Wunderheiler, Selfmade-Mann, Start-up-Gründer, Influencer, Liebling der Promis – Kneipp war ohne Zweifel ein »Superstar seiner

Zeit«, wie ihn eine Webpage über das Allgäu nennt. Alles in allem war er auch eine sehr moderne Persönlichkeit, jemand, der motivierte, aufklärte, Vertrauen in die Selbstheilungskraft wie in die Motivation seiner Patienten hatte und ihnen mit liebevoller seelsorgerischer Unterstützung zur Seite stand. Alles Qualitäten, die auch den Arzt der Zukunft auszeichnen sollten.

Waldbaden und Naturerleben

»Zu Fuß will heute niemand mehr gehen und doch hat das Gehen im Freien einen sehr großen Einfluss auf unsere Gesundheit ...« Vor über hundert Jahren hat Sebastian Kneipp das schon geschrieben – was würde er wohl heute sagen, wo die Kutschen mit 125 Pferdestärken und mehr unterwegs sind und wir im Schnitt noch weniger, im Schnitt 1000 Schritte am Tag, zu Fuß zurücklegen, wenige Hundert Meter. »Stillstand in der Bewegung« nannte das der französische Philosoph Paul Virilio und beschrieb in seinen tempokritischen Büchern, wie der Mensch unbewegt im Auto sitzt, während die Landschaft an seinem Fenster vorbeizieht.

Die Landschaft aber nicht nur zu betrachten, sondern zu betreten, in ihr herumzuwandern, vor allem, wenn sie naturbelassen ist, ist eine ganz wichtige Quelle der Gesundheit, sagt Qing Li. Der Professor an der Nippon Medical School in Tokio ist der international bekannteste Experte für Waldbaden. Er leitet unter anderem die Waldtherapiegesellschaft in Japan und eine International Society of Nature and Forest Medicine. Er hat Shinrin Yoku berühmt gemacht – übersetzt das »Waldbaden«. »Man hält sich einfach nur in der Natur auf und tritt mit allen fünf Sinnen mit ihr in Kontakt«, beschreibt er in seinem Buch *Die wertvolle Medizin des Waldes.* »Draußen hingegen können wir die Blüten riechen, die frische Luft schmecken, die Laubfärbung bemerken, die Vögel singen hören und den Wind auf unserer Haut spüren. Und wenn wir unsere Sinne öffnen, beginnen wir uns mit der Natur zu verbinden.«

»Es liegt Heilkraft in der Natur«, so sieht das auch der prominente Harvard-Ameisenforscher E.O. Wilson. »In der Wildnis entwickeln wir nach einiger Zeit das Gefühl, zu Hause zu sein«, erklärte er der *Washington Post*. Schon 1984 hatte Wilson die These veröffentlicht, die Liebe zur Natur sei dem Menschen angeboren, sie erzeuge Wohlbefinden in Körper und Geist, weil sich unsere Art über Jahrtausende gemeinsam mit der Natur entwickelt habe. Er nannte das »Biophilia«: »Unser Geist entfaltet sich aus ihr, Hoffnungen entsteigen ihrem Strom.« Und: »Unsere Existenz hängt von dieser Neigung ab.«

Sehen wir heute, mit welchem Tempo die Welt entwaldet wird und Forschende darüber diskutieren, ob das Amazonasgebiet – lange Zeit als Klimastabilisator gepriesen – durch die großflächigen Abholzungen nicht längst den Klimawandel anheizt, so erhält Wilsons These neue Aktualität. 2015 forderte er sogar, die Hälfte der Landflächen unseres Planeten unter Naturschutz zu stellen, außerdem 70 Prozent der Weltmeere. Ist Wilson naiv? »Wir wissen, dass die Rate des Aussterbens der Arten sich bis zu vertausendfacht hat, gegenüber dem Zeitraum vor der Existenz der Menschheit«, sagt er. »Alle Rettungsversuche konnten maximal ein Fünftel der bedrohten Arten bewahren. Wir wissen auch, dass etwas ziemlich Großes passieren muss, um nicht eine Grenze zu überschreiten ...«. Und er verweist darauf, dass im Naturschutz enorme wirtschaftliche Vorteile liegen, wenn man allein an die acht Milliarden (!) Menschen denke, die jährlich Naturreservate und Wildnis aufsuchten.

Hinter der Idee des Waldbadens steckt also viel mehr als die ästhetische Faszination der vielen Grüntöne, das Rascheln der Blätter, die Wärme des Holzes, das Singen der Vögel und der Duft der ätherischen Öle. Es geht nicht nur darum, die Natur zu nutzen, sondern auch, sie aktiv zu bewahren.

Das nutzt nicht nur den Eichhörnchen und den Vögeln. In Japan und Südkorea werden Aufenthalte im Wald als Therapie verschrieben, und Dutzende von Heilwäldern sind Teil der öffentlichen

Gesundheitsvorsorge. Studien befassen sich mit der wohltuenden Wirkung, die vom autonomen Nervensystem ausgeht: Zentrale physiologische Parameter wie Herz, Blutdruck und Herzfrequenzvariabilität verbessern sich bei einem Spaziergang in der Natur – anders als beim Flanieren durch ein Einkaufszentrum. Waldbaden regt auch die Aktivität der natürlichen Killerzellen an, so das Ergebnis einer Studie von Yoshifumi Miyazaki, Direktor des Zentrums für Umwelt, Gesundheit und Agrarwissenschaft an der Universität Chiba. Anspannung, Müdigkeit und Depressivität nehmen ab. Bereits 15 Minuten Spazierengehen im Wald reduziert den Speichel-Kortisol-Spiegel, verbessert die Herzratenvariabilität (HRV), den Blutdruck und die Stimmungslage – und zwar unabhängig von der körperlichen Aktivität an sich.

Mehr Grün in den Kopf

Allein schon der Blick ins Grüne oder auf Bilder aus der Natur verändert die Hirnaktivität, zeigen Brainscans, verstärkt die Alphawellen und sorgt dafür, dass mehr Serotonin ausgeschüttet wird. Auch der Botenstoff DHEA steigt an, eine Substanz, welche kognitive Prozesse unterstützt. Städtische Szenen hingegen, so koreanische Studien, aktivieren die Amygdala, das uralte Angst- und Aggressionszentrum im Gehirn des Menschen.

Auch Gärtnern hat übrigens eine heilsame Funktion. Nach dem Ersten Weltkrieg richtete die US Army Gartenflächen für Soldaten mit »Kriegszittern« ein, neurologischen Schäden durch den Schock der Grabenkämpfe und Gasangriffe. Als grüne Beschäftigungstherapie wurde diese Praxis nach ersten Erfolgen auch in Krankenhäusern übernommen. Die Ästhetik der Natur kann Heilung beschleunigen und Schmerzen lindern: Der Blick auf Bäume ist dabei dem Blick auf eine Wand eindeutig überlegen, fand Roger S. Ulrich heraus, ein auf Krankenhausbau spezialisierter Architekt an der Chalmers University of Technology in Schweden. Er untersuchte das zwischen 1972 bis 1981 an Patienten, denen die Gallenblase entfernt worden war. Was in Kliniken wegen der rigorosen Hygienepraxis selten möglich ist: Selbst ein Holzboden reduziert Stress, betont die amerikanische Ärztin Eva M. Selhub, die gemeinsam mit dem Mind-Body-Mediziner Alan C. Logan das Buch *Your Brain on Nature* geschrieben hat. Beim Neubau unserer Abteilung in den Kliniken Essen-Mitte wurde deshalb auf Naturmaterialien, wo immer man sie einsetzen konnte, sehr viel Wert gelegt. Umgeben ist das Gebäude von einem großen Park, die Zimmer haben alle einen Blick in die Natur, und die Patienten und Patientinnen können vor dem Frühstück im Gras Tautreten oder abends durch den Garten walken.

Diana Bowler, zurzeit Gastwissenschaftlerin am Leipziger Helmholtz Zentrum für Umweltforschung, hatte 2010 mit Kollegen in einer Metaanalyse die Ergebnisse von 25 Studien zu Naturerleben und Gesundheit zusammengefasst und klare Anzeichen vor allem für eine positive psychische Wirkung gefunden. Umgekehrt gilt die Erkenntnis, dass die zunehmende Urbanisierung Stress auslöst: Aus den USA kommt der Begriff des Natur-Defizit-Syndroms, den der Journalist Richard Louv mit seinem Buch *Last child in the woods* (Das letzte Kind im Wald) geprägt hatte. Die Verhaltensänderungen bei Kindern wie das Aufmerksamkeitsdefizit oder die Zunahme von Ängsten führt er auf den Verlust an Naturerfahrung zurück. Die Psychiatrie diskutiert seit den 1980er-Jahren diese Effekte der Natur auf die psychische Gesundheit als »Attention Restoration Theory« (ART).

Die Studien dazu mehren sich, auch in der Folge der Ausgangsbeschränkungen durch den Corona-Lockdown.

»A Walk in the Park«

Stefan Brunnhuber, Psychiater und ärztlicher Direktor der Kliniken Zschadraß bei Leipzig, außerdem Mitglied des Club of Rome, setzt auf die Wirkung von Natur bei psychischen Erkrankungen. »Depressionen und Angsterkrankungen profitieren von einer nachhaltigen Naturexposition«, schreibt er in *A Walk in the Park:* »Was passiert nun bei direkten Naturerlebnissen, etwa bei der Betrachtung eines Bergmassivs, eines Wasserfalls oder eines Ozeans, selbst bei einfacher Gartenarbeit mit der Psyche des Menschen? Zum einen kann man die Größe, Gewaltigkeit, Unendlichkeit und Eigendynamik der Natur wahrnehmen. Zum anderen führt dies dazu, dass das Ego und die Selbstwahrnehmung geringer werden, das Selbst bewusst als kleiner und unbedeutender wahrgenommen wird. Gleichzeitig treten an ihre Stelle prosoziale Affekte wie Großzügigkeit, Solidarität und Verantwortung, aber auch höhere Empathiewerte, Demut, Ehrfurcht und Achtung sind messbar.«

Er zitiert eine niederländische Studie an mehr als 340 000 Probanden, die Grünflächen positive Auswirkungen auf die Genesung von Lungen-, Herz- und Darmerkrankungen, besonders aber auch auf neurologische Störungen und psychische Erkrankungen attestiert. Bei Menschen, die in einem Umfeld lebten, das nur zu zehn Prozent begrünt war, waren Depressionen um ein Viertel höher als bei denjenigen, die zu 90 Prozent von Grün umgeben waren.

Zurück zur Biophilie und zur Klimakrise. In den USA hat die Arbor Day Foundation ein Programm aufgelegt, das quer durch das Land Millionen Bäume pflanzen soll und dabei mit vielen Kliniken kooperiert. In London werden mit Spendengeldern Bäume rund um zehn Kliniken gepflanzt. Gesundheit ist dabei ein Co-Benefit zu dem Effekt des Klimaschutzes. »Waldanpflanzungen sind die mit Abstand beste Lösung gegen die Erderwärmung«, sagte Tom Crowther, Professor an der ETH Zürich, dem britischen *Guardian*. Das enorme Potenzial einer Baumbegrünung wurde in einer Studie in Science dargelegt. Die »Bonn Challenge« ist ein internationales Bündnis, das von der deutschen Regierung und dem internationalen Naturschutzverband IUNC 2011 ins Leben gerufen wurde, mit der Verpflichtung, bis zum Jahr 2030 350 Millionen Hektar Land aufzuforsten oder zu begrünen. Der erste Meilenstein, 150 Millionen Hektar, wurde schon erreicht. Hier können sich individuelle oder institutionelle Sponsoren melden, ihr Commitment angeben und sich dabei unterstützen lassen.

Deutschland ist ein relativ waldreiches Land, das zu einem Drittel von Bäumen bedeckt ist. Aber die Schäden nehmen jährlich zu, angeheizt durch höhere Temperaturen, Trockenheit und Schädlinge. Denken wir an die vielen hier beschriebenen positiven Wirkungen des Waldes, so zeigt sich hier erneut die Richtigkeit des Konzepts »Planetary Health« (siehe Seite 80): Der Mensch kann nur gesund sein, wenn seine Umwelt gesund ist.

Heilpflanzen sind multitaskingfähig

Pflanzen und ihre Bestandteile haben ein riesiges Potenzial: Während mehrere Tausend Pflanzen für Arzneimittel verwendet werden – die meisten davon in der Chinesischen Medizin –, sind rund 350 000 verschiedene Arten bekannt, von denen man noch gar nicht weiß, was sie alles können. Da Pflanzen nicht davonlaufen können, wenn sich ein Feind nähert, verfügen sie über eine Reihe raffinierter biochemischer Abwehrmechanismen, die mehrere Funktionen gleichzeitig erfüllen.

Die Natur funktioniert intelligenter als die Monosubstanz in einem Medikament – die bei uns wegen der leichteren Überprüfbarkeit sogar vom Arzneimittelgesetz gefordert wird. Denn Pflanzen sind »multitaskingfähig«. Sie produzieren Moleküle, die unterschiedliche Zwecke gleichzeitig erfüllen und sich an die Umwelt adaptieren. Zum Beispiel tragen Früchte zur Weiterverbreitung einer Pflanze bei und ziehen deshalb durch Farben und ätherische Öle Vögel und andere Tiere an, die sie fressen und ihre Samen weitertragen. Bis es aber so weit ist, bleiben die Früchte bitter und manchmal auch giftig, damit sie eben nicht zu früh angerührt werden.

Pflanzen enthalten in der Regel Kombinationen Dutzender, oft auch Hunderter solcher chemischen Zwischenprodukte, welche die verschiedensten Angriffe abwehren können und es den Feinden schwer machen, sich rasch anzupassen (wie es etwa Antibiotika tun). Manche Pflanzen können für den Menschen tödlich sein, wie etwa das Atropin aus der Tollkirsche. Doch man geht davon aus, dass 70 Prozent der Pflanzen kein stark wirkendes Gift produzieren, sondern sich eher mit einem raffinierten Wirkstoffgemisch zur Wehr setzen. Dazu zählt auch eine antivirale Wirkung, die unter anderem gegen Coronaviren nutzen könnte.

Die Pharmakologie sucht lieber nach Einzelsubstanzen in der Natur, die man dann entweder aus der Grünmasse extrahieren kann (wie in der Traditionellen Chinesischen oder Indischen Medizin) oder synthetisch nachbauen. So erhielt Youyou Tu, eine Pharmakologin aus China, für ihre Arbeiten über Artemisia bei Malaria 2015 den Nobelpreis. Sie ist keine Anhängerin der Traditionellen Chinesischen Medizin, sondern modern naturwissenschaftlich orientiert. Doch sie gab an, dass ihre Literaturstudien extrem wichtig waren, denn Gelehrte haben bereits vor über 2000 Jahren geschrieben, dass der Beifuß in einer bestimmten Präparation zur Behandlung des Wechselfiebers eingesetzt wurde. Diese Daten waren letztendlich ausschlaggebend für die moderne pharmakologische Extraktion.

Forschende an der Universität Heidelberg zum Beispiel fahnden nach pflanzlichen Peptiden, die gegen antibiotikaresistente Bakterien wirken – 25 000 Menschen sterben jährlich an einer Blutvergiftung. Ein Problem in der Phytoforschung ist auch, dass es sich für die Hersteller nur lohnt, Geld in die aufwendige Forschung zu investieren, wenn sie einzelne Bestandteile so verändern können, dass sie ein Patent auf diese Manipulation eintragen lassen können. Das ist etwa der Fall bei transgenen Pflanzen, wie sie beispielsweise das Deutsche Krebsforschungszentrum in Heidelberg einsetzt.

Traditionell werden Pflanzen meist als Vielstoffgemische angewendet, ihre einzelnen Substanzen ergänzen einander und sorgen dafür, dass die Wirkung ausgewogen ist. In ihrer Komplexität sind sie dann aber häufig nicht so massiv wirksam wie ein synthetisches Medikament. Es ist auch schwerer, ihre Wirkmechanismen und Synergien aufzudecken.

Hintergrund: Die Zulassung pflanzlicher Arzneimittel

Die Behandlung mit Phytopharmaka zählt zu den im Arzneimittelgesetz aufgelisteten »Besonderen Therapierichtungen«, gemeinsam mit Homöopathie und Anthroposophischer Medizin, die beide auch pflanzliche Stoffe verwenden, aber nach völlig anderen Wirkmodellen.

- Sogenannte rationale Phytopharmaka müssen wie auch ein synthetisches Präparat in klinischen Studien ihre Qualität, Wirksamkeit und Unbedenklichkeit nachweisen.
- Arzneien, zu denen ausführliche Beschreibungen (Monografien) und klinische Berichte existieren und die außerdem wenigstens zehn Jahre lang in der EU verwendet wurden, können eine Zulassung nach »well established use« beantragen.
- Traditionelle pflanzliche Arzneimittel (Traditional Herbal Medicinal Products, THMP) müssen einen Nachweis über die traditionelle Anwendung mit ausführlicher Beschreibung der Indikationen, Verabreichungsarten und Nebenwirkungen erbringen. Mindestens 30 Jahre lang (davon 15 Jahre in der EU) muss laut einer europäischen Richtlinie der Gebrauch ohne Schaden erfolgt sein.

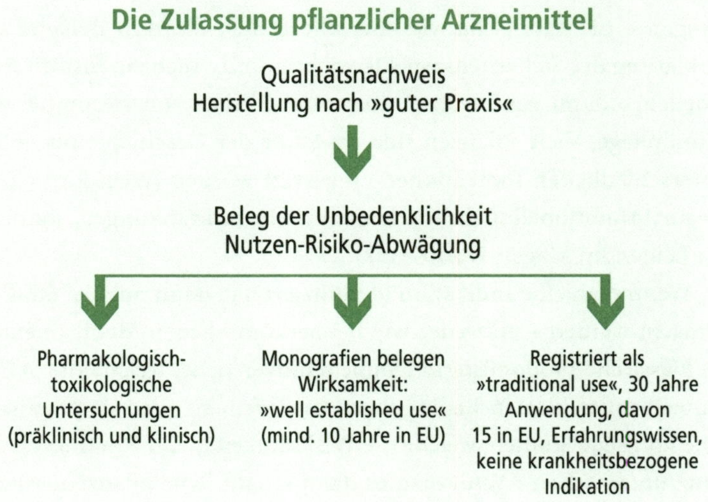
Die Zulassung pflanzlicher Arzneimittel
Qualitätsnachweis
Herstellung nach »guter Praxis«
Beleg der Unbedenklichkeit
Nutzen-Risiko-Abwägung
Pharmakologisch-toxikologische Untersuchungen (präklinisch und klinisch)
Monografien belegen Wirksamkeit: »well established use« (mind. 10 Jahre in EU)
Registriert als »traditional use«, 30 Jahre Anwendung, davon 15 in EU, Erfahrungswissen, keine krankheitsbezogene Indikation

In der Anwendung pflanzlicher Heilmittel liegt viel Erfahrungswissen. Die bisherigen Zulassungskriterien spiegeln das nur unzureichend wider. Historische und soziologische Wissenschaften könnten die Pharmakologie ergänzen. Quelle: Dobos 2017

Forschung rückwärts

Da die klassische Medikamentenforschung an Pflanzen wegen der hohen Kosten und geringen Erträge für die Pharmaforschung wenig attraktiv ist, setzen Ethnopharmakologen wie Michael Heinrich von der Londoner UCL-Universität im Besonderen auf traditionell verwendete pflanzliche Arzneimittel – und entwickeln dafür ein spezielles Vorgehen, um die Wirksamkeit zu belegen und Sicherheit nachzuweisen. Die umgekehrte Pharmakologie (»reverse pharmacology«) geht historisch vor: Man fragt, was sind die genauen Prozesse, wie etwas gemacht wurde? Welchen Inhalt hat dieses Wissen? Wo kommt es her? Wie ist das Wissen sozial organisiert?

Dazu sammelt das Herbal Medicinal Products Committee (HMPC) der europäischen Arzneimittelbehörde EMA Informationen aus den Mitgliedstaaten aus Monografien mit Daten zu Anwendungen – nichtklinische wie klinische Daten, die zum Beispiel zur Abklärung der Sicherheitsaspekte wichtig sind. Auch ein historisches Quellenstudium gehört dazu, etwa zum Einsatz von Honig bei der Wundpflege. Viele Pflanzen sind im Laufe der Geschichte bei völlig unterschiedlichen Indikationen eingesetzt worden, Weißdorn (Crataegutt) traditionell nicht wie heute bei Herzerkrankungen, sondern bei Leiden im Magen-Darm-Trakt.

Wenn man eine Indikation identifiziert hat, dann müssen Studien gemacht werden – entweder wie bei herkömmlichen Medikamenten als klassische randomisierte Doppelblindversuche, welche die Wirksamkeit unter idealen Bedingungen beschreiben, oder als pragmatische klinische Studien, welche die Wirksamkeit in der Routineversorgung untersuchen. Wenn man es dann schafft, eine pflanzenbasierte

Was Hausärzte an Naturheilkunde einsetzen

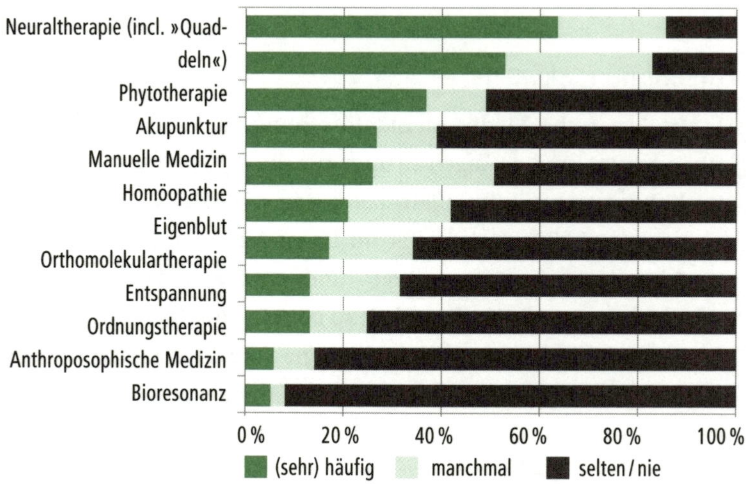

Lokale Betäubungsmittel-Injektionen (Quaddeln), Heilpflanzen und Akupunktur sind die häufigsten Naturheilverfahren in der Hausarztpraxis. Quelle: Joos S et al. 2011

Therapie in die Leitlinien aufzunehmen, welche den bestmöglichen Stand der wissenschaftlichen Forschung wiedergeben sollen, dann erst werden sich auch traditionelle Arzneipflanzen in der ärztlichen Praxis durchsetzen.

Bisher wendet zwar jeder zweite Hausarzt, vor allem die eher ganzheitlich orientierten Allgemeinmediziner unter ihnen, Phytopharmaka an, doch 43 Prozent gehen nach einer Studie der Universität Tübingen davon aus, dass diese nur unspezifisch wirken. Letztlich bedeutet das, dass Hausärzte pflanzliche Präparate häufig wie ein Placebo benutzen, ein Scheinmedikament. Sie denken sich, viel kann damit nicht schiefgehen, und wenn es hilft, ist es doch egal, warum.

Wo? Wie? Wer?

Bislang wird bei klassischen Medikamentenstudien stets ein Wirkstoff gegen ein Scheinmedikament (Placebo) getestet, das heißt, bei einem bestimmten Prozentsatz von Probanden stellt sich eine Wirkung ein, obwohl das verabreichte Mittel nur Milchzucker oder Ähnliches enthält. Dieser Faktor wurde lange Zeit und wird von vielen auch immer noch als »Einbildung« abgetan. In Wirklichkeit steht hinter dem Placebo-Wirkfaktor das »Setting« – also die Art und Weise, wie eine Arznei verabreicht wird: von Arzt oder Schwester, als rote Pille oder als grüne Pille, in konzentrierter Atmosphäre oder nebenbei. All das spielt eine Rolle. Das Setting aber wird in der klassischen Arzneimittelforschung kaum untersucht, auch weil das viel komplizierter ist, als nur zwei Gruppen gesunder Probanden miteinander zu vergleichen. In der Naturheilkunde spielt das Setting eine große Rolle, auch deshalb, weil viele Therapien manuell verabreicht werden und die Beziehungen zwischen Patienten und Therapeuten eine größere Rolle spielen. Wir verwenden deshalb sehr ausgefeilte, komplexe Forschungsansätze.

In einer klassischen Medikamentenstudie gilt ein Arzneimittel dann als wirksam, wenn der Effekt deutlich über der Erfolgsrate eines

Placebos liegt. Das Problem aber ist: Bei den Studien wächst seit Jahren der Anteil der Placebo-Wirkung, und es wird immer schwerer, die Wirkung von Medikamenten nachzuweisen. Placebo-Forscher wie mein Essener Kollege Manfred Schedlowski ziehen deshalb auch zunehmend in Zweifel, dass der Effekt einer Behandlung sich allein aus dem verwendeten Wirkstoff erklärt. »Über die Kommunikation«, erklärte er 2017 auf einem Symposion, »kann die Erwartung von Patienten gesteuert werden, was den Effekt von pharmakologischen Interventionen positiv beeinflussen kann.« Statt den Placeboeffekt also nur als mathematischen Faktor bei der Zulassung eines Medikaments zu sehen, schlägt er vor, diesen gezielt einzusetzen, um herauszufinden, wie sich durch ein bestimmtes Setting die Wirkung erhöhen ließe.

Schon 2010 war ein Wissenschaftlicher Beirat der Bundesärztekammer zu einem ähnlichen Schluss für die ärztliche Praxis gekommen: Es sei »absolut notwendig und dringlich (...), Ärztinnen und Ärzten bereits in der Ausbildung sowie in der Weiter- und Fortbildung Kenntnisse der Placeboforschung zu vermitteln, um Arzneimittelwirkungen zu maximieren, unerwünschte Wirkungen von Medikamenten zu verringern und Kosten im Gesundheitswesen zu sparen. Erinnert sei in diesem Zusammenhang an den Aphorismus des Hippokrates (ca. 460–370 v. Chr.): ›Der Arzt muss nicht nur bereit sein, selber seine Pflicht zu tun, er muss sich auch die Mitwirkung des Kranken, der Gehilfen und der Umstände sichern.‹«

Das ist seit Jahrtausenden ein Grundprinzip der Naturheilkunde. Deshalb ist sie so nachhaltig.

Berührung bewegt

Ein Punkt, warum die Naturheilkunde so beliebt bei den Patienten ist, ist sicher, dass sie mehr Kontakt zu Ärzten, Therapeuten und selbstverständlich auch den Pflegenden beinhaltet – mit ausführlichen Anamnesen, Gesprächen und Zuwendung, aber auch im Rahmen der Anwendungen, mit Wickeln, Auflagen, Kneipp-Behandlungen oder Massagen. Sehr häufig findet dabei Berührung statt – eine äußerliche über die Haut, aber oft auch eine innerliche, emotionale. Beide Ebenen, Körper und Psyche, sind im naturheilkundlichen Verständnis untrennbar miteinander verbunden.

Die Berührung ist ein uraltes Heilmittel, früher häufig mit einer Segnung oder einem Ritual verbunden, zum Beispiel der Fußwaschung. In Kontakt zu kommen ist der älteste Sinn der Welt und verantwortlich für unsere allerersten Bindungen. Es wird uns warm ums Herz, wenn wir nach der Geburt gleich die Haut unserer Mutter spüren: Neugeborene halten dann leichter ihre Körpertemperatur, besser, als wenn man sie auf ein Heizkissen legen würde. Sie haben bessere kognitive Fähigkeiten, sind weniger schnell gestresst und schlafen besser.

Unser Tastsinn enthält ganz spezielle Nervenleitungen – die C-taktilen Fasern. Sie arbeiten langsamer als andere Hautrezeptoren und reagieren besonders auf Berührungen mit einer Geschwindigkeit von einem bis zehn Zentimeter pro Sekunde. Das entspricht einem Streicheln, wie wir es intuitiv tun. Optimal wahrgenommen wird das außerdem bei etwa 32 Grad – das entspricht der Temperatur unserer Fingerspitzen. Die Wirkung lässt sich bis ins Gehirn verfolgen. Zum Beispiel wird dort Oxytocin ausgeschüttet, ein Hormon, das unter anderem die Bindung an andere Menschen verstärkt. Kinder, die weniger Liebe empfangen, produzieren als Erwachsene selbst weniger Oxytocin, das kann ihre eigene Elternrolle erschweren, wenn es nicht gelingt, die Defizite aus ihrer eigenen Kindheit anderweitig zu kompensieren.

Verlust der Sinne

Die moderne Medizin berührt nicht mehr viel. Zwar lernen junge Mediziner noch das Abklopfen und Abhören, aber die wenigsten nehmen noch im Gespräch Körperkontakt mit dem Patienten auf, zum Beispiel wenn sie in der Klinik am Bett stehen. Ärzte spüren immer weniger und analysieren dafür umso mehr. Sie nutzen Messwerte aus dem Labor und die Informationen aus bildgebenden Verfahren. Der Berliner Internist Michael de Ridder spricht deshalb von einer Entsinnlichung der Medizin. Selbst die Chirurgen, die Handwerker ihres Berufsstandes, kommen immer seltener mit Körpern in Berührung. Sie schneiden und nähen mithilfe von Lasern und Robotern, ihren Blick häufig auf einen Computerbildschirm gerichtet. Schon das Anlegen eines Verbandes ist den meisten Ärzten fremd geworden. Der Arzt ist vom Hand- zum Kopfarbeiter geworden. Im Rahmen der Distanz in der »Low-Touch-Gesellschaft« (siehe Seite 60), ausgelöst durch die jüngste Pandemie, könnte sich das eher noch verschärfen.

Was hat das für Folgen für die Heilkunst? Was Berührung alles kann, zeigen Studien von Pavel Goldstein, einem israelischen Schmerzphysiologen von der Universität Haifa. Bei der Geburt seiner ersten Tochter hielt er die Hand seiner Frau. Später erklärt sie, das habe ihr sehr geholfen, die Schmerzen auszuhalten. Goldstein nahm das zum Anlass, dieses Phänomen an 22 weiteren Paaren zu untersuchen. Er konnte zeigen: Wenn uns jemand die Hand hält, geht es uns gleich deutlich besser. Sogar der Herzschlag und die Atemzüge der Beteiligten synchronisieren sich dabei. Das Gefühl der Geborgenheit wird hier durch das Spüren einer Berührung verstärkt, und umso mehr, je vertrauter die Personen miteinander sind. Das ist vielleicht die körperliche Erklärung für das nachweisliche Phänomen, dass soziale Unterstützung für unser Wohlbefinden wichtig und bei Krankheit heilsam ist.

Auch Patient oder Patientin verändern sich sofort, wenn man ihnen auch nur die Hand gibt oder sie im Gespräch an Arm oder Schulter berührt. Die Naturheilkunde tut aber noch viel mehr: Der größte Teil ihrer Therapien regt die sinnliche Wahrnehmung an, und die Berührung spielt dabei eine Hauptrolle – auch wenn es längst nicht immer durch eine Hand ist. Unsere Patienten werden zum Beispiel jeden Tag nach der Morgenbewegung in ein feuchtkaltes Laken gehüllt und dann darüber in eine warme Decke. So unangenehm das auf den ersten Blick klingt, so angenehm ist der Vorgang: Nach einer kurzen Schrecksekunde steuert der gesamte Organismus gegen den Kälteimpuls und erwärmt den ganzen Körper. Reiz und Reaktion führen zu einer wohligen Entspannung, das gesamte Nervensystem wird heruntergeregullert. Schmerzpatienten profitieren sehr gut von der chinesischen GuaSha-Massage, bei der ein flacher Stein mit runden Kanten oder aber auch der Deckel eines Konservenglases dazu verwendet werden, um rechts und links von der Wirbelsäule den Rücken mit kräftigen Abwärtsstrichen zu behandeln. Diese Heilmassage, die auch jeder Laie zu Hause durchführen kann, bringt winzige Blutgefäße unter der Haut zum Platzen, es entstehen sogenannte Petechien. Zwei, drei Tage sehen die Patienten aus, als hätten sie Schläge auf den Rücken erhalten, doch die Manipulation dringt über Reflexzonen tief in den Körper ein und löst dadurch Verspannungen.

Fußbäder mit Senfmehl bei Kopfschmerzen, Kohlwickel gegen schmerzhafte Gelenke, Akupunktur, Physiotherapie, Yoga, aktive Entspannungsverfahren – naturheilkundliche Therapie wie diese wirken nicht nur körperlich, sondern auch seelisch. Meist erleben unsere Patientinnen und Patienten im Laufe ihres Aufenthalts in der Klinik auch einen Wendepunkt, den sie häufig zunächst als seelischen Tiefpunkt wahrnehmen. Sie werden ungeduldig, haben das Gefühl, dass sich eigentlich überhaupt nichts tut während ihrer Behandlung, bei manchen steigt die Wut hoch, bei anderen macht sich Mutlosigkeit breit. Doch meistens löst sich an diesem Tag etwas, angestoßen durch ein Gespräch oder vielleicht eine Ohrakupunktur. Und am nächsten Tag geht es plötzlich bergauf.

Spüren ist mehr als darüber reden

Die enge Verbindung zwischen Körperempfindungen und Gehirn, betonte der französische Psychiater David Servan-Schreiber, macht es leichter, über den Körper auf Gefühle einzuwirken, als etwa über eine Psychotherapie, die sich allein auf die Sprache stützt. Warum das so sein könnte, erklärt der portugiesische Neurowissenschaftler Antonio Damasio, der an der University of Southern California forscht. Er unterscheidet zwischen sinnlichen Wahrnehmungen, etwa Berührungen, die im Körper als Nervenmatrix wie eine Landkarte abgespeichert werden. Andere Gefühle würden im Gehirn verarbeitet und entweder als Erinnerung abgelegt oder in andere Areale des Gehirns verdrängt. Sie seien dann nicht mehr in unserem Bewusstsein, aber keinesfalls verschwunden, und sie könnten großen Einfluss auf unser Wohlbefinden, auf Krankheit und Gesundheit haben.

Naturheilkundliche Therapien können über ihre Reiz-Reaktionsmuster und deren unspezifische Wirkungen auf den gesamten Organismus die »Türen« in Kopf und Körper öffnen: Muskelblockaden lösen, Hormone zur Ausschüttung bringen, Nervenbahnen aktivieren (siehe auch Seite 119). Dadurch können sie einen niedrigschwelligen Zugang zur Behandlung psychosomatischer Beschwerden liefern, wie Verdauungsleiden, Herzangst oder bestimmter Schmerzsyndrome. Dabei reagiert der Körper auf äußere Belastungen mit Beschwerden – für die sich häufig nicht einmal eine körperliche Ursache finden lässt. Die Pandemie, erwarten Experten, wird die Zahl der psychosomatischen Erkrankungen auch nach ihrem Ende steigen lassen – erste Studien deuten bereits auf eine Zunahme an depressiven Symptomen hin. 2020 verzeichneten die Krankenkassen einen ersten Höchststand an Krankschreibungen aufgrund depressiver Erkrankungen.

Die Weltgesundheitsorganisation WHO hat davor gewarnt, dass sich weltweit die psychische Gesundheit durch die Pandemie verschlechtern wird. In vielen Ländern mussten Behandlungen wegen der Infektionsgefahr abgebrochen werden. Isolation, Existenzsorgen, die Angst vor Ansteckung oder auch Trauer um die Opfer der Pandemie können existierende psychische Probleme wie eine Depression verstärken oder neue auslösen. Gleichzeitig führt die Infektion mit dem Coronavirus selbst häufig zu neurologischen Folgeschäden, die erst einmal bewältigt werden müssen. Menschen mit psychischen Vorerkrankungen haben ein höheres Risiko, an Covid-19 zu erkranken, und haben auch mehr schwere Verläufe. »Eine stabile Psyche ist absolut grundlegend für Gesundheit und Lebensqualität«, warnt der WHO-Generaldirektor Tedros Ghebreyesus. »Die Welt muss mehr in lebensrettende Programme für psychische Gesundheit investieren – während der Pandemie, aber auch darüber hinaus.«

Menschen entwickeln nach längeren Stressphasen nicht nur psychische Probleme, sondern häufig auch körperliche Symptome, die einer konventionellen Behandlung nicht zugänglich sind. Aufgrund dieser Beobachtung haben wir in Essen ein in dieser Form völlig neues Konzept der »Integrativen psychosomatischen Medizin« (IPM) entwickelt. Auf der Basis unserer Erfahrungen aus der Naturheilkunde, Mind-Body- und Schulmedizin setzen wir erfolgreich wissenschaftlich erprobte, körperorientierte Verfahren ein, die nachweislich auch psychisch stabilisierend wirken. Weitere Einrichtungen sind in Planung (Rückfragen unter gustav.dobos@uni-due.de).

Der Klassiker: Essen ist Medizin

Das, was wir essen, macht uns gesund oder krank. Diätvorschriften zählen in allen traditionellen Heilsystemen zu den wichtigsten therapeutischen Instrumenten. In der modernen Medizin gibt es sie auch, aber je genauer man lernte, wie der Stoffwechsel funktioniert, desto dicker wurden wir. Das soll nicht zynisch klingen, aber deutlich machen, wie weit unsere wissenschaftliche Erkenntnis von der Umsetzung im Alltag noch entfernt ist. Erklärungen, Empfehlungen oder auch Verbote reichen eben leider nicht aus, um Menschen einen bestimmten Lebensstil nahezubringen. Man muss sie positive Erfahrungen machen lassen. Und motivieren.

Viele Menschen in Deutschland sind auf der Suche. 6,5 Millionen nannten sich zum Beispiel laut einer Allensbach-Umfrage 2020 Vegetarier – das waren 400 000 mehr als noch ein Jahr zuvor. Im Schnitt der vergangenen 15 Jahren ist diese Zahl ziemlich stabil. Doch weitere 42 Millionen Menschen sind nach einer Forsa-Studie im Auftrag des Vegetarierbundes inzwischen »Flexitarier« – sie reduzieren ihren Fleischkonsum drastisch und legen Wert auf Tierschutz und artgerechte Haltung. Wer die wachsenden langen Reihen an Kühlregalen mit Ersatzprodukten inspiziert, sieht immer mehr fantasievolle Kreationen: Bratwürstchen aus Pilzhaschée, Lupinenschnitzel, Laborkäse.

Ich gestehe, mir ist echtes Fleisch lieber, aber wenn das nun mal nicht sein soll, dann ziehe ich knackiges – und sicher gesünderes – Gemüse den formlosen, aufwendig verpackten Designer-Würstchen vor. Und es gibt noch einen anderen Grund, warum ich mir über meine Ernährung Gedanken mache: Wussten Sie, dass Sie 70 Kilometer mit dem Auto fahren können, bevor Sie dieselbe Menge schädlicher Klimagase produziert haben, wie für ein einziges Kilo Rindfleisch angefallen sind? Statt ein Kilo Butter zu verwenden, könnten Sie sogar 661 Kilometer Zug fahren. Bei Gemüse sieht der Vergleich viel positiver aus: Ein Kilo Gemüse erzeugt so wenig Kohlendioxid, dass ein Auto damit gerade mal 800 Meter weit käme ...

Könnte das ein Argument für Patienten sein, dass es sich doppelt lohnt, zum Vegetarier zu werden? Zum Beispiel für junge schwergewichtige, die normalerweise noch nicht an ihre Gesundheit denken, obwohl sie bereits alle Voraussetzungen für einen frühen Diabetes in sich tragen? Oder für ältere Menschen, die vielleicht ihre Enkelkinder im Kopf haben?

Die Naturheilkunde wirbt seit jeher für eine überwiegend pflanzliche Ernährung und ihre besonderen gesundheitlichen Vorteile, und auch andere traditionelle Heilkunden wie etwa die chinesische oder die ayurvedische setzen Ernährung als Medizin ein – nicht ausschließlich vegetarisch, aber doch größtenteils. Schon Hippokrates hatte postuliert, dass unsere Nahrung auch unser Heilmittel sein sollte.

Fleisch: mehr gesundheitliche Nach- als Vorteile

Welche Nachteile hat Fleisch – neben der Tatsache, dass die Viehzucht schlecht für das Klima ist? Fleisch enthält viele wichtige Nährstoffe wie Eisen, Zink und Selen, Vitamin A und B-Vitamine, und der Körper kann viele dieser Stoffe aus Fleisch leichter aufnehmen als aus pflanzlichen Quellen.

Doch Fleisch, vor allem rotes Fleisch, wird mit vielen Krankheiten in Verbindung gebracht, vor allem Darmkrebs, Arterienverkalkung und Herzinfarkt, aber auch mit Diabetes, Niereninsuffizienz und chronischen Entzündungen, zum Beispiel Arthritis und Rheuma. Der hohe Eiweißgehalt, weiß man heute, versetzt den Organismus in einen leichten Entzündungszustand, den man einige Stunden lang nach der Mahlzeit noch nachweisen kann, bis er wieder abklingt. Hinzu kommt – bei übermäßigem Konsum – noch die Gefahr des Übergewichts. Das Körperfett, vor allem im Bauch, setzt hormonartige Stoffe frei, die ebenfalls Entzündungen auslösen und unterhalten können. Auch wenn diese niedrigschwellig sind, so erschöpfen sie das Immunsystem und werden mit weiteren Krankheiten in Verbindung gebracht: Bauchspeicheldrüsen- und Brustkrebs, Leberleiden und neurodegenerativen Krankheiten wie etwa Parkinson. Neben dem Fleischkonsum spielt hier auch der Konsum von Fast Food, also nährstoffarmen, kalorienreichen Lebensmitteln, die industriell verarbeitet sind, eine Rolle.

Außer den tierischen Fetten wie dem Cholesterin (vor allem das LDL), die Arteriosklerose verursachen, tragen gesättigte Fettsäuren zu Entzündungsreaktionen bei. Dazu zählen auch L-Carnitin, das häufig als Nahrungsergänzungsmittel im Fitnessbereich konsumiert wird, oder Phosphatidylcholin, ein Bestandteil der Zellmembran. Der Stoffwechsel ist kompliziert, und Immunzellen spielen dabei eine wichtige Rolle, aber mit den vielen biochemischen Details möchte ich Sie hier nicht langweilen. Wichtig ist, dass eine überwiegend pflanzenbasierte Ernährung nicht nur weniger schädliche Substanzen ent-

Falsche Ernährung ist lebensgefährlich

Risikofaktoren nach Todeszahlen 2017, weltweit

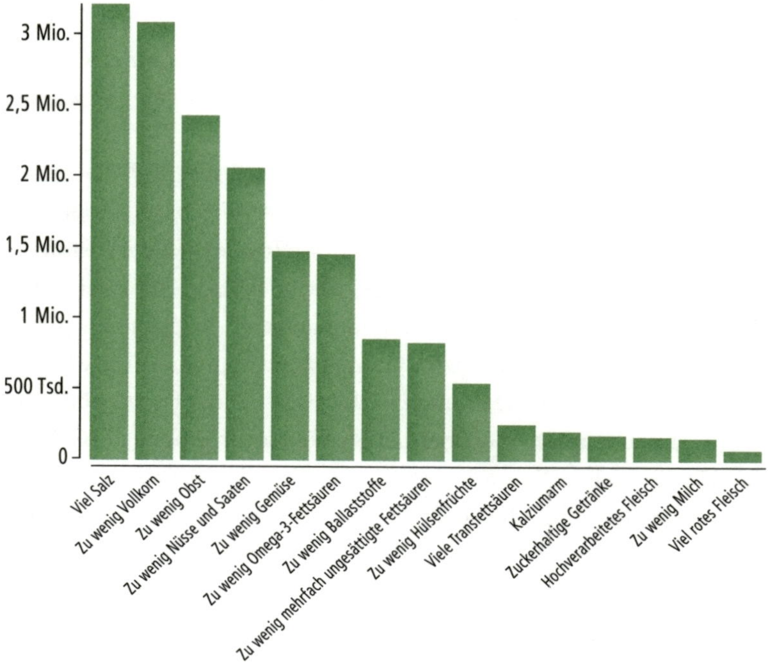

Hoher Salzgehalt, wenig Ballaststoffe, kaum Vitamine: Vor allem hochverarbeitete Lebensmittel tragen, global gesehen, zum Gesundheitsrisiko durch Ernährung bei. Das rote Fleisch, ein Hauptrisikofaktor für Kreislaufleiden, Rheuma und Krebs, erscheint hier nur am Ende der Tabelle, weil nicht in jedem Land viel Fleisch gegessen wird.

Quelle: The Lancet 2019

hält, sondern den Körper auch vor Erkrankungen schützt. Pflanzliche Öle in Maßen genossen tragen unter anderem zur Elastizität der Gefäße bei.

Die Schnittstelle des Körpers zur Außenwelt ist die Haut – unsere Körperhaut, aber auch die Haut des Darms. Dort lernt der Körper oder besser gesagt lernen seine Immunzellen, Gut von Böse in dem zu unterscheiden, was als Nahrungsbrei aus dem Magen kommt. Einseitige ungesunde Ernährung (etwa hohe Mengen Zucker) verändert nicht nur die Populationen an Bakterien, die den Darm besiedeln, sondern kann auch – über deren Stoffwechselprodukte – zu Schäden in der Darmwand führen. Man nennt das »Leaky Gut«-Syndrom, also einen löchrigen Darm. Diese »Löcher« sind natürlich mikroskopisch klein, aber sie erlauben dennoch, dass Moleküle aus dem Darm in den Bauchraum übertreten, was auch dort wieder Immunreaktionen auslöst. Stoffwechselerkrankungen, Autoimmunleiden sowie Nahrungsunverträglichkeiten und Allergiebereitschaft werden auf solche Prozesse zurückgeführt. Die Veränderung von Immunstammzellen durch den Kontakt mit körperfremden Stoffen könnte eine Rolle bei der Entstehung von Darmkrebs führen.

Der Konsum von Fleisch und tierischen Fetten bei gleichzeitigem Mangel an Gemüse und Obst in der Nahrung, so zeigen Studien, tragen zu chronisch entzündlichen Darmerkrankungen (CED) bei: Das Immunsystem des Darms gerät dabei außer Kontrolle. Über Wechselwirkungen mit anderen Zellen kann so eine gestörte Immunbalance bis in die Lunge dringen und dort Asthma auslösen. Die Liste solcher Wechselwirkungen und ihrer gesundheitlichen Folgen ließe sich endlos fortsetzen. Wichtig zu erwähnen ist vielleicht noch, dass die jüngste Forschung nahelegt, dass über Veränderungen der Darmflora und eine gestörte Immunbalance sogar Krankheiten des zentralen Nervensystems entstehen können, zum Beispiel Depressionen und Multiple Sklerose.

Schleichender Selbstmord

Die »Global Burden of Disease Study« unter Leitung des Institute for Health Metrics and Evaluation an der Universität Washington ist die größte derzeit laufende epidemiologische Studie zur internationalen Krankheitsentwicklung. Sie umfasst rund 370 Krankheiten in rund 200 Ländern. Ihre Autoren schrieben 2017: »Ungesunde Ernährung ist weltweit für mehr Todesfälle verantwortlich als Tabak, Bluthochdruck und andere Gesundheitsrisiken.«

Die wichtigsten Risikofaktoren für verkürzte Lebenserwartung (2017)

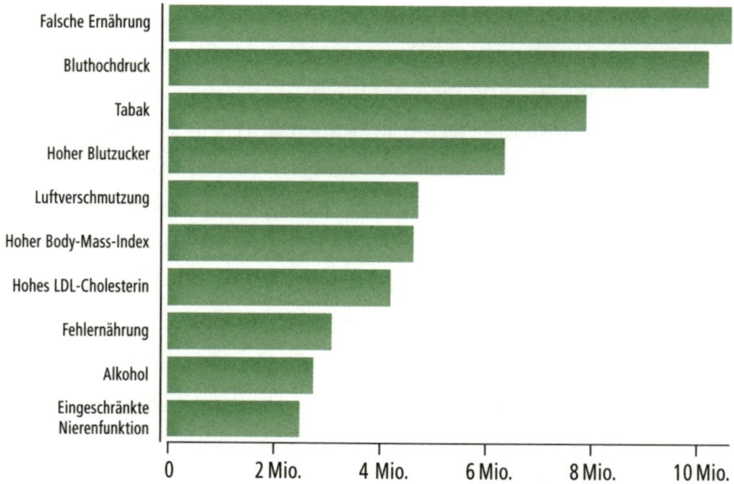

Acht von zehn Ursachen für vorzeitigen Tod hingen im Jahr 2017, global gesehen, mit der Ernährung zusammen.
Quelle: The Lancet 2019

»Eine der großen Errungenschaften der öffentlichen Gesundheit waren Maßnahmen, die es ermöglichten, dass sich die Zahl an Infektionskrankheiten deutlich senkte und in der Folge die Lebenserwartung enorm anstieg«, schreiben die Autoren einer Übersicht über die Zusammenhänge zwischen Immunsystem und Ernährung, aus der hier mehrfach zitiert wurde. »In den vergangenen Jahrzehnten aber haben sich immer mehr Bevölkerungsgruppen einer westlichen Ernährungsweise angenähert (...), die zu chronisch-entzündlichen Krankheiten führt, welche meistens vermeidbar wären. Dass mehr als ein Drittel der Weltbevölkerung übergewichtig oder adipös ist, führt zu einer Pandemie an lebensstilbedingten Leiden. Die westliche Gesellschaft hat einen Kipppunkt erreicht, wo diese chronische Aktivierung des Immunsystems ihren Tribut fordert und die Leben künftiger Generationen verkürzen wird.«

Sie sagen vielleicht: »Mir schmeckt aber mein Essen, ich möchte meine Essgewohnheiten nicht verändern, so haben schon meine Mutter und meine Großmutter gekocht, und ab und zu muss man sich auch etwas gönnen.« Denn Essen ist sehr eng mit der Psyche verknüpft, mit Wohlbefinden. Manchmal auch mit mehr: Wissenschaftler konnten an Ratten zeigen, die mit gesunden Nahrungsmitteln oder mit Junk Food gefüttert wurden, dass durch Letzteres Gehirnregionen ähnlich wie durch Drogen aktiviert wurden. Stark übergewichtige Menschen zeigen ähnliche Veränderungen.

Ich kann da nur hinzufügen: Covid-19 ist nicht nur eine Virusinfektion, sondern auch eine Erkrankung, bei der das Immunsystem in gefährlicher Weise zu überschießenden Reaktionen neigt und Übergewicht deshalb auch ein Risikofaktor ist. Studien werden erst später zeigen können, inwieweit unser westlicher Lebensstil die Pandemie möglicherweise befeuert hat (siehe auch Seite 19).

Ernährung im Anthropozän

Zurück zur Klimakrise: Auch sie ist durch westlichen Lebensstil, also hohes industrielles Wachstum und ausgeprägten Konsum, entstanden. Nur wenigen Menschen ist aber bewusst, welche wichtige Rolle die Ernährung dabei spielt (siehe Seite 84). »Ernährung im Anthropozän« – das Team der internationalen EAT-Lancet-Kommission veröffentlichte 2019 nach drei Jahren Arbeit Empfehlungen für eine Transformation der Ernährung. Geleitet wurde es von Walter Willett, Ernährungswissenschaftler an der Harvard Medical School, und Johan Rockström vom Potsdam-Institut für Klimafolgenforschung. Eine weitere Lancet-Kommission befasste sich mit dem »syndemischen« Zusammenwirken von Übergewicht, Unterernährung und Klimawandel.

So wie wir uns als Gesellschaft ernähren, fördern wir nicht nur Krankheiten, sondern wir überstrapazieren die natürlichen Ressourcen des Planeten Erde. Damit verstärken wir die globale Ungleichheit:

Während rund 690 Millionen Menschen auf der Welt hungern, sind 1,9 Milliarden von den Folgen der Überernährung bedroht. Unser Ziel muss also eine Transformation der Landwirtschaft sein: Bis zum Jahr 2050 nämlich müssen zehn Milliarden Menschen sich von diesem Planeten ernähren können – und zwar nachhaltig.

Ein Forscherteam des Potsdam-Instituts für Klimafolgenforschung (PIK) warnt in einer aktuellen Studie, dass im Jahr 2050 schon mehr als vier Milliarden Menschen übergewichtig sein könnten. Das gefährde nicht nur die Gesundheit: »Die zunehmende Verschwendung von Nahrungsmitteln und der steigende Konsum von tierischem Eiweiß führen dazu, dass wir die Umweltfolgen unseres Agrarsystems nicht mehr beherrschen können. Ob Treibhausgase, Stickstoffverschmutzung oder Entwaldung: Wir gehen an die Belastungsgrenzen unseres Planeten – und darüber hinaus«, so der Studienleiter Benjamin Leon Bodirsky. Ein Grund für die zunehmende Überernährung sei die Verlagerung der Ernährung von pflanzlicher, wenig verarbeiteter Kost hin zu unausgewogenen, hoch verarbeiteten Speisen. Statt Vollkornprodukten und Hülsenfrüchten bestimmen zunehmend tierische Eiweiße, Zucker und Fett den Speiseplan.

Die planetare Ernährung

Was ein Forschungsteam rund um den Ernährungsexperten Walter Willett aus Harvard und den schwedischen Klimaforscher Johan Rockström vom PIK in Potsdam 2019 vorgestellt hat, will nachhaltig und gesund gleichzeitig sein: die planetare Ernährung. Zur Hälfte besteht sie aus Gemüse und Obst, zur anderen Hälfte aus Vollkorn, pflanzlichem Eiweiß, ungesättigten pflanzlichen Ölen und – nach Wunsch oder Ernährungssituation – einem kleinen Anteil an tierischen Produkten.

Bei dieser aus globaler Sicht notwendigen Umstellung der Ernährungsgewohnheiten reicht es nicht, auf Süßigkeiten zu verzichten oder mehr pflanzliche Öle zu verwenden. »Die Transformation zu

Nachhaltige Ernährung: die Planetary Health Diet

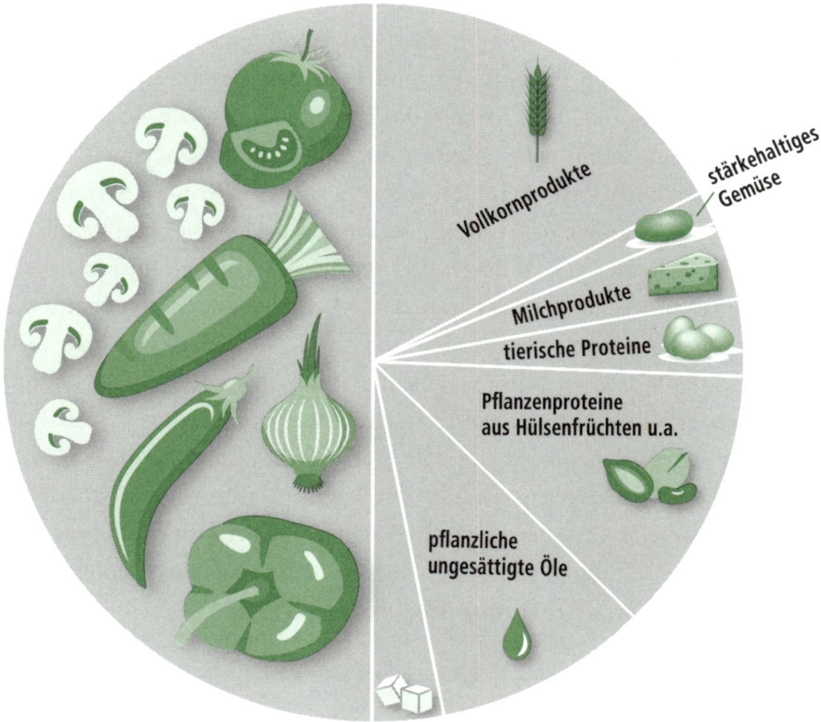

Überwiegend pflanzlich, vollwertig und fleischarm essen ist gesund und schützt den Planeten.
Quelle: EAT-Lancet Commission (o.J.)

einer gesunden Ernährung bis zum Jahr 2050 verlangt grundlegende Änderungen«, so die Autorinnen und Autoren: »Weltweit dürfen nur noch weniger als die Hälfte an ungesunden Lebensmitteln (wie rotem Fleisch oder Zucker) verzehrt werden, aber mehr als doppelt so viel gesunde Lebensmittel wie Nüsse, Obst, Gemüse und Hülsenfrüchte.« Und, so das Fazit: »Der Wandel der Ernährung wird die Gesundheit befördern und zwischen 10,8 und 11,6 Millionen Tote jährlich verhindern – eine Reduktion von 19 bis 23,6 Prozent.«

Für uns in der Naturheilkunde ist die planetare Ernährung von der Zusammensetzung her nichts Neues – es wird jedoch Zeit, dass auch wir die klimarelevanten Aspekte mitdenken und in das Gespräch mit den Patientinnen und Patienten einbeziehen. Pflanzlich basiert, regional und frisch – das sind Standards, wie sie heutzutage eigentlich schon jedes Kind in der Schule lernt. Und doch winken immer noch viele Ärzte ab, wenn es um Ernährung als Heilmittel geht. Sie glauben nicht daran, dass man zum Beispiel Bluthochdruck oder Rheuma gezielt durch die Art des Essens beeinflussen kann – unter anderem liegt das daran, dass Mediziner zunehmend naturwissenschaftlich geschult werden und vieles verneinen, was man nicht eindeutig messen kann. Ernährungsstudien sind jedoch viel komplizierter als eine klassische Arzneimittelstudie, sie lassen sich schlechter standardisieren, es gibt jede Menge Störfaktoren, und sie müssen über einen langen Zeitraum durchgeführt werden, um überhaupt verlässliche Aussagen zu ermöglichen. Dennoch gibt es ein paar wegweisende Studien, mit denen sich letztlich auch die Empfehlungen der planetaren Ernährung untermauern lassen.

Hintergrund: Wichtige Ernährungsstudien

Mediterrane Diät

Der amerikanische Ernährungswissenschaftler Ancel Benjamin Keys machte die Entdeckung, dass in der Nachkriegszeit Schlaganfälle rar waren, mit zunehmendem Wohlstand an Zahl aber deutlich zunahmen. Er vermutete einen Zusammenhang mit der Ernährung und studierte die Lebensgewohnheiten, Laborwerte und EKGs von rund 12 000 Menschen in sieben Ländern. Das war die erste multizentrische epidemiologische Studie, die Risikofaktoren für Herz-Kreislauf-Erkrankungen untersuchte. Die Ergebnisse brachten

Erstaunliches zutage: Herzinfarkte und -anfälle traten bei nur 0,1 Prozent der Menschen auf Kreta auf und bei einem Prozent in Japan, aber bei 5,7 Prozent in den USA und sogar 9,5 Prozent in Finnland. Ein erhöhter Blutcholesterinwert fand sich bei 77 Prozent der untersuchten Finnen, aber nur bei drei Prozent der Japaner. Daraus entwickelte Keys die Empfehlung – nach dem Vorbild der Kreter –, mediterran zu essen: viel Gemüse, Salat, Obst, Nüsse, Hülsenfrüchte, Gewürze, vollwertige Kohlenhydrate und gesunde Öle.

Die China-Studie

Der amerikanische Biochemiker T. Colin Campbell untersuchte in den 70er- und 80er-Jahren des letzten Jahrhunderts im Auftrag der chinesischen Regierung die Daten von 6500 Menschen aus 24 ländlichen Provinzen. In deren Ernährung war der Fettanteil gering, auch gab es wenige tierische Proteine, Ballaststoffe hingegen waren häufig. Übergewicht, Bluthochdruck, hohe Cholesterinspiegel und Herz-Kreislauf-Erkrankungen waren selten, ebenso wie Brust- und Darmkrebs, Autoimmunerkrankungen wie Multiple Sklerose oder Diabetes Typ 1. US-amerikanische Männer starben 16-mal häufiger an einem Herzinfarkt als chinesische Männer. Campbell empfahl, tierische Eiweiße ganz zu meiden. Sein Buch gilt heute als »Bibel« der Veganer.

Die Lyoner Herz-Studie

Die Lyoner Herz-Studie testete 1994 die von Ancel Keys propagierte Mittelmeerdiät an rund 300 Infarktpatienten. Sie erwies sich als so erfolgreich, dass sie – eigentlich auf fünf Jahre geplant – bereits nach 27 Monaten abgebrochen wurde, um auch der Kontrollgruppe diese herzfreundliche Ernährung zu ermöglichen. Weitere Studien konnten diese positiven Effekte der mediterranen Kost bestätigen. Neben den gesunden Fetten liegt er an dem hohen Anteil an antioxidativ wirksamen Stoffen, wie den Vitaminen E, C, Betakarotin sowie polyphenolischen Substanzen (z.B. Resveratrol). Auch die Ölsäure scheint eine sehr wichtige Komponente in der mediterranen Ernährung zu sein – sie ist als einfach ungesättigte Fettsäure chemisch ziemlich stabil und fördert deshalb nicht wie die oxidierten Fette die Atherosklerose.

Die DASH-Ernährung

Das US-amerikanische Heart, Lung and Blood Institute, Teil der National Institutes of Health, empfiehlt als Konsequenz einer Reihe von Studien eine pflanzenreiche, vollwertige Ernährung mit fettarmen Milchprodukten und reduziertem Fleischanteil zur Vorbeugung von Bluthochdruck.

Blue Zones

»Blaue Zonen« werden fünf Regionen der Erde genannt, wo die Bewohner besonders gesund alt werden, lange leben und deshalb immer wieder in Studien untersucht werden: auf Sardinien, auf dem japanischen Okinawa, im kalifornischen Loma Linda, auf der Halbinsel Nicoya in Costa Rica sowie auf der griechischen Insel Ikaria. In diesen recht abgeschiedenen Regionen haben sich traditionelle, eher vollwertige Ernährungsmuster erhalten, oder sie sind, wie in Loma Linda, Teil eines religiösen Bekenntnisses (7-Tage-Adventisten). Hinzu kommen Kriterien wie ausreichend Bewegung und ein intaktes Sozial- bzw. Familienleben, die ebenfalls die Gesundheit stärken.

Das waren jetzt nur die wichtigsten Studien zum Zusammenhang von Herz-Kreislauf-Leiden und Ernährung. Die Liste könnten wir noch lange fortsetzen, wenn es zum Beispiel um rheumatische Erkrankungen, um Übergewicht, Diabetes oder auch Krebs geht. Immer und überall wird aber dasselbe deutlich: Tierische Proteine sind nicht gesund. Das gilt im Übrigen auch für die viel gerühmte Milch. Es heißt immer, sie liefere uns Kalzium für den Knochenaufbau. Doch in Wirklichkeit sind Milchprodukte im Körper säurebildend, und das veranlasst den Organismus, Kalzium aus den Knochen abzubauen, um die Säure-Basen-Balance wiederherzustellen.

Der Verzicht auf tierische Anteile in unserer Ernährung ist sicher ein großer und für viele Menschen schwerer Schritt. Aber er ist notwendig, wenn wir globale Ernährungssicherheit durchsetzen wollen, und vor allem, wenn wir der Klimakrise etwas entgegensetzen wollen. Vielleicht liefert das uns Ärztinnen und Ärzten ein neues Argument, zum Beispiel gegenüber jungen, übergewichtigen Menschen, etwas an ihrem Lebensstil zu ändern. Es ist gar nicht so schwer: Was Sie tun können, erfahren Sie beim vierten Anker auf Seite 175.

Der emanzipierte Patient: Empowerment und Selbstfürsorge

So banal das klingt: Ich behandle Patienten und nicht Krankheiten. Und es gelingt mir nicht, sie zu heilen, wenn ich es nicht schaffe, den inneren Arzt in ihnen zu wecken. Ob Hippokrates, Kneipp, Aaron Antonovsky mit seiner Salutogenese oder Herbert Benson und Jon Kabat-Zinn mit Meditation und Mindfulness – durch die Jahrhunderte hindurch eint diese Pioniere der modernen Naturheilkunde ein Menschenbild, das von Selbstbestimmung und dem Glauben an die Kraft zur Veränderung geprägt ist. Für mich ist das eines der zentralsten Elemente jeder Heilkunst.

In der Hochleistungsmedizin ist auch viel vom emanzipierten Patienten die Rede. Auch hier heißt es, dass die Ärztin oder der Arzt nicht allein die Entscheidungen trifft, sondern den erkrankten Menschen mit einbezieht. Heute ist es (zum Glück) selbstverständlich, dass der Arzt nichts tut, was der Patient nicht will. Juristisch wäre das Körperverletzung. Deshalb unterschreiben Sie bei vielen Untersuchungen einen Behandlungsvertrag, mit dem Sie – nach der medizinischen Aufklärung – quasi die Verantwortung für die Folgen übernehmen. Das ist aber nicht das, was ich mit Selbstbestimmung meine.

Die Forschung gibt viele Hinweise darauf, wie wichtig die Einstellungen des oder der Einzelnen für die Gesundheit sind. Ob das jetzt die Tatsache ist, dass die subjektive, also individuelle Bewertung von Stressfaktoren ganz entscheidend dafür ist, wie stark wir davon belastet werden. Oder die Erkenntnis, dass jedes Immunsystem lernt und sich deshalb auch konditionieren lässt – was der Psychologe Robert Ader von der Universität Rochester in den 1970er-Jahren nachweisen konnte. Das alles geht aber nicht mit dem Rezeptblock, dafür braucht man Zeit für Verständnis der Lebenssituation, Aufklärung und Motivation. Das gilt genauso für Lebensstiländerungen. Man muss es schaffen, die Patienten dafür ins Boot zu bekommen. Und man muss selbst daran glauben, dass sie dazu willens und imstande sind. Der Erfolg von Behandlungen wird größer, zeigt die Placebo-Forschung, wenn auch Arzt oder Ärztin davon überzeugt sind.

Für die jungen Assistenzärzte, die frisch von der Uni zu uns kommen, ist das allerdings erst mal ein Kulturschock, wenn wir ihnen erklären, dass wir nicht auf eine bestimmte Therapie bestehen, wenn die Betroffenen sie ablehnen. Schließlich haben wir keine akut Erkrankten auf Station, sondern Menschen, die schon viele Jahre lang von einer Behandlungsoption in die nächste geschoben wurden. Keine Therapie wirkt nachhaltig, wenn der oder die Betroffene sie nicht annimmt (auch das zählte für David Sackett, den »Vater« der evidenzbasierten Medizin, zur Evidenz). Dann muss man einen anderen Weg probieren. Häufig gibt ein Gespräch mit anderen Patienten oder Patientinnen den Ausschlag. Zum Beispiel empfehlen wir Kohlwickel, wenn Krebspatienten während einer Hormonbehandlung mit Gelenkschmerzen reagieren. Jeder klassische Onkologe würde sagen: »Was wollen Sie denn mit Kohlwickeln? Sie haben eine schwere Erkrankung …« Und auch wenn ich als internistischer Arzt so ein Hausmittel empfehle, kommt erst mal Skepsis auf. Aber wenn eine Patientin einer anderen erzählt, wie sehr ihr das geholfen hat – dann ist die Chance viel größer, es einfach mal auszuprobieren. Und es hilft wirklich. (Wir konnten das in einer Studie nachweisen.)

Verhaltensänderungen laufen über Gefühle, nicht über rationale Erklärungen – das ist etwas, was die Forschung zwar längst weiß, aber in der Medizin hat diese Erkenntnis noch keine Früchte getragen. Ärzte, die das nicht berücksichtigen, sind dann schnell frustriert oder sie werden zynisch – wenn Patienten weiterhin rauchen oder es einfach nicht schaffen, die Sahnetorte oder die Chips links liegen zu lassen.

Wie aber schafft man es, die von Antonovsky beschriebene »Kohärenz« bei den Patienten herzustellen, diese Einheit von Verstehen, Handlungsbereitschaft und Sinnfindung (siehe auch Seite 114)? An unserer Klinik hat meine langjährige Kollegin Anna Paul als Gesundheitswissenschaftlerin eine ordnungstherapeutische Abteilung aufgebaut, wo sich ein interdisziplinäres Team darum kümmert, Patientinnen und Patienten praktische Hilfestellungen zu vermitteln, sie also zum Beispiel eine Achtsamkeitsübung erleben zu lassen oder ihnen, gemeinsam mit dem Pflegeteam, Anleitungen für ein Senfmehlfußbad zu geben. Darüber hinaus aber wird in der Ordnungstherapie auch eruiert, wie es um die Veränderungsbereitschaft der Patienten bestellt ist, welche Hindernisse sich dabei in den Weg stellen und mit welchen Erkenntnissen der Gesundheitspsychologie und -pädagogik man die Betroffenen unterstützen kann. Gemeinsam mit den Patienten wird ermittelt, welche gesundheitsfördernden Veränderungen individuell sinnvoll, wünschenswert und im Alltag umsetzbar sind. Die Fähigkeiten zur Selbstwahrnehmung, zur Selbstfürsorge und zur Selbstverantwortung zu entwickeln ist das eigentliche Ziel der Ordnungstherapie – denn nur dann kann eine Therapie nachhaltig sein.

Hintergrund: Das Open-Notes-Konzept

Die Digitalisierung wird unsere Art, Medizin auszuüben, bereits in wenigen Jahren stark verändern. Es wird weniger Personal geben und mehr Ferndiagnosen und digitale Therapieanweisungen, auch mehr Gesundheitsprogramme, die man autonom, per App, durchführen kann. Dass viele Patienten diese Entwicklung auch als Chance verstehen, zeigt das »Open-Notes-Projekt«, das mein Kollege Tobias Esch, Professor für Integrative Gesundheitsversorgung/Gesundheitsförderung und Prodekan für Organisationsentwicklung an der Universität Witten/Herdecke, in Deutschland vorantreibt. In den USA haben rund 22 Millionen Patienten Zugang zu den Notizen, die sich Arzt oder Ärztin zu ihnen gemacht haben. Obwohl anfangs alle Beteiligten skeptisch waren, war ein Pilotversuch zu Beginn der Aktion ein voller Erfolg. Die Patienten konnten besser nachvollziehen, was beim Arztbesuch besprochen worden war, und zeigten eine höhere Therapietreue. Entdeckten sie Fehler, sprachen sie ihren Arzt darauf an und das Vertrauen verschlechterte sich nicht, sondern wuchs. Patienten, zeigt sich auch hier, sind bereit, Mitverantwortung für ihre Therapie zu übernehmen, wenn man ihnen das Vertrauen dafür entgegenbringt.

Aber das reicht nicht.

Zu groß: der ökologische Fußabdruck der Medizin

Ein Thema habe ich in diesem Buch zwar bereits angesprochen – in der Medizin aber haben wir uns allesamt sehr lange überhaupt keinen Gedanken gemacht: über den Klimawandel. Erst jetzt wird langsam bewusst, dass er die größte Gefahr für die Gesundheit in diesem Jahrhundert darstellt (siehe Seite 40). In Deutschland jedoch noch kaum thematisiert wird, dass unser Gesundheitssystem selbst einen erheblichen Anteil an der Erderwärmung hat. Nach Berechnungen der NGO »Health Care Without Harm« trägt das weltweite Gesundheitswesen mit 4,4 Prozent der globalen Schadstoffemissionen mehr zum Klimawandel bei als der weltweite Flugverkehr (3 Prozent) oder die Schifffahrt 2 Prozent). In Zahlen heißt das: Weltweit entsprechen die Emissionen des Gesundheitswesens zwei Gigatonnen CO_2 und somit dem jährlichen Treibhausgasausstoß von 514 Kohlekraftwerken.

Für Deutschland kommt die Studie auf 57,5 Millionen Tonnen »medizinisches« CO_2 jährlich, etwa 5,2 Prozent der Gesamtemissionen. Eine andere Studie bezieht Exporte mit ein und kommt auf 6,7 Prozent. Klimaschädliche Gase entstehen sowohl bei der medizinischen Versorgung als auch innerhalb der Lieferketten der vielfältigen Geräte, der Medikamente und in besonderem Maße auch bei der Verwendung anästhetischer Gase. Weltweit entstammen 17 Prozent der Emissionen unmittelbar Kliniken und Ambulanzen, weitere 12 Prozent Strom, Kühlung und Heizung – der absolute Löwenanteil aber kommt aus der Produktion, dem Transport, dem Gebrauch und der Entsorgung von allem, was zur medizinischen Versorgung nötig ist.

Großbritannien hat das ehrgeizige Ziel, seinen staatlichen Gesundheitsdienst als weltweit ersten emissionsfrei und damit klimaneutral zu betreiben. Sein National Health System (NHS) will bis 2028 seine Emissionen aus fossilen Brennstoffen bereits um 80 Prozent reduziert haben (vollständig im Jahr 2040), und bis 2045 sollen auch alle Zulieferer einbezogen werden. Vorgesehen sind auch verschärfte Vorgaben für Klinikneubauten. Die ersten Krankenwagen sollen schon 2022 emissionsfrei sein. Ehrgeizige Klinikprojekte gibt es auch in Skandinavien und den Niederlanden. In Deutschland will die anthroposophische Klinik Havelhöhe in Berlin das erste emissionsneutrale Krankenhaus werden: bis zum Jahr 2030. Das vom BUND betreute und von der Nationalen Klimaschutzinitiative geförderte Projekt »KLIK green« bildet in 250 Krankenhäusern und Reha-Kliniken Klimamanagerinnen und -manager aus. Ziel sind Einsparungen bei Energie, Beschaffung, IT, Mobilität, Abfallvermeidung und Speisenversorgung. Die Energiekosten sollen um bis zu zehn Prozent reduziert werden.

Ehrgeizige Ziele verfolgt zum Beispiel auch die Universitätsmedizin Essen (UME), die sich seit 2015 zum »Smart Hospital« entwickelt und seit 2020 vermehrt den Fokus auf den Spagat zwischen Spitzenmedizin mit hohem Technisierungsgrad und ökologischer Nachhaltigkeit legt. Die Effizienzsteigerung durch die Weiterentwicklung und Nutzung der Digitalisierung führt zu weniger Reibungsverlusten, optimierten Prozessen und damit zu einem deutlich schonenderen Umgang mit Ressourcen – all das meint der Begriff Smart Hospital. Akute Handlungsfelder der Nachhaltigkeitsinitiative der UME sind zum Beispiel Energiemanagement, Beschaffung, Abfallwirtschaft, Mobilität und Logistik, Verpflegung, Operation (vor allem die klimaschädlichen Narkosegase) und Green IT.

»Fest steht«, so der Ärztliche Direktor und Vorstandsvorsitzende Jochen A. Werner, »dass nachhaltiges Denken und Handeln – auch und explizit im Gesundheitswesen und Krankenhaussektor – in unserer heutigen Zeit zum Schutz unserer natürlichen Lebensgrundlage unabdingbar ist. Dabei geht Umwelt- und Klimaschonung einher mit der künftigen Grundkonzeption des Gesundheitswesens: Smart Hospital bedeutet auch Green Hospital.«

Der ökologische Fußabdruck des Gesundheitswesens

Anteil der Gesundheitsausgaben am BSP (linke Zahl), CO_2-Äquivalente pro Kopf (rechte Zahl)

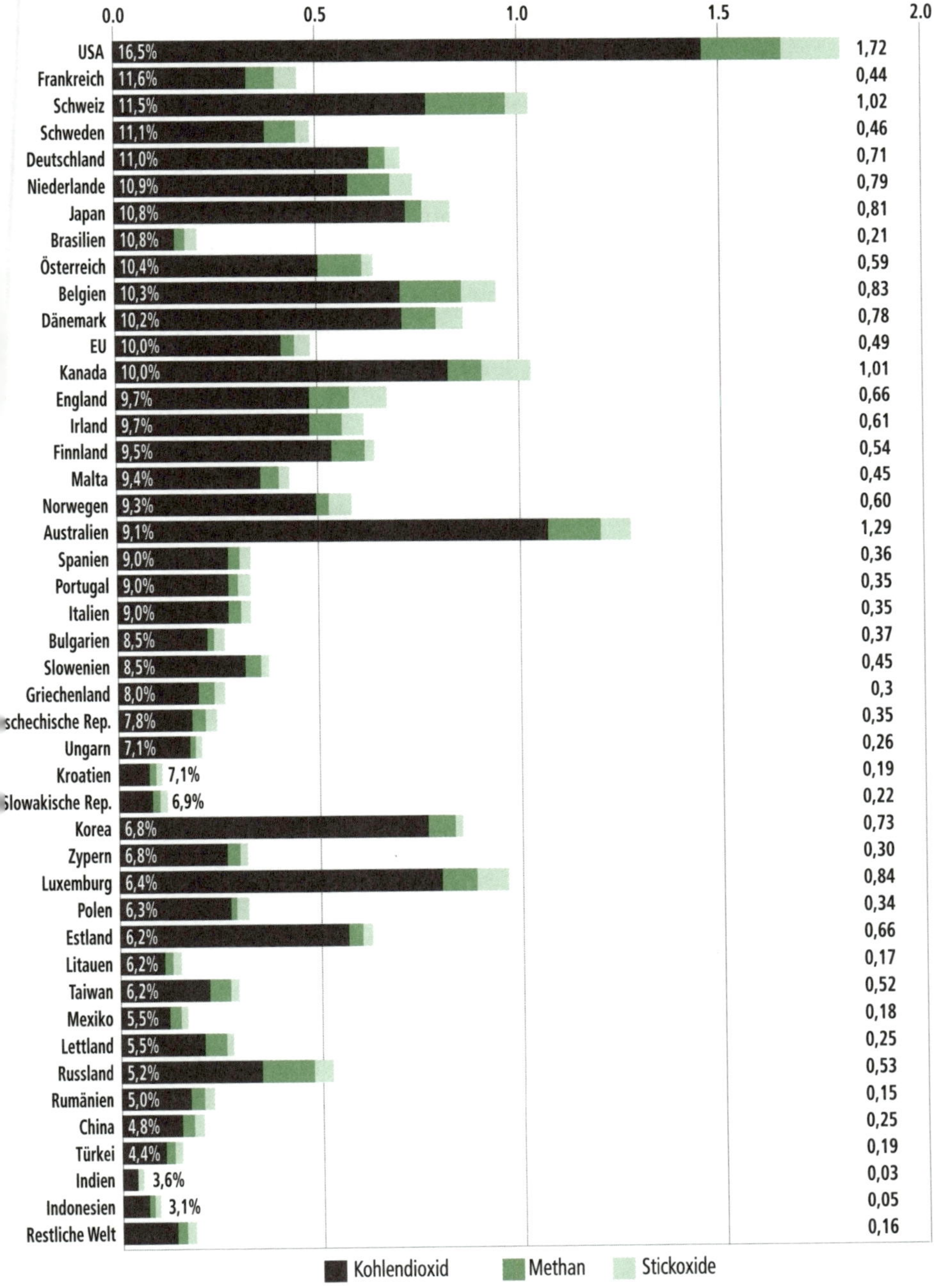

Länder, die ungefähr den gleichen BSP-Anteil für Gesundheit ausgeben, weisen oft Unterschiede bei den Pro-Kopf-Emissionen aus. Schweden und Frankreich z.B. liegen hier deutlich niedriger als Deutschland.

Quelle: Health Care's Climate Footprint 2019

Bei den weltweiten Bemühungen, die Klimagase zu reduzieren, muss natürlich im Gesundheitsbereich – wie in anderen Sektoren auch – darauf geachtet werden, dass es Länder gibt (siehe Grafik), die noch relativ wenig Gase emittieren, was aber vielleicht auf einer schlechten Versorgung beruht. Die notwendige Transformation des Gesundheitswesens in Richtung Null-Emission darf nicht zu einer Verschlechterung der Gesundheit führen. In reichen Ländern wie Deutschland wäre jedoch schon sehr viel getan, wenn die Überversorgung bereinigt würde. So kritisierte der Vorsitzende des Gemeinsamen Bundesausschusses, Josef Hecken, 2018 in der *Ärztezeitung* vielerlei Fehlanreize vor allem in den Kliniken, unnötige Herz-OPs, nutzlose Chemotherapien am Lebensende und missbräuchlich ausgeschöpfte Pauschalen für Akut-Geriatrien.

»Corona macht sichtbar, wo Ärzte zu viel behandeln«, schreibt Jörg Blech Anfang 2021 im *SPIEGEL*. Zwar sei durch das Zurückfahren des normalen Medizinbetriebs sicher auch Schaden entstanden. Doch wahr sei auch: »Viele diagnostische Verfahren und Heilversuche haben keinen Nutzen. Ungefähr ein Fünftel aller Ausgaben wird schätzungsweise für Übertherapie und Überdiagnose verschwendet.« Die Deutsche Gesellschaft für Internistische Medizin fordert nun, das Ausmaß an Übertherapie zu erforschen.

Choosing wisely – Behandeln mit Bedacht

Anstatt nur nach überflüssigen Kosten zu suchen, geht es darum, mit Bedacht zu differenzieren, was der Patient am besten selbst kann, wo er oder sie Anleitung und Motivation benötigt und wo Medizin überhaupt notwendig ist. Die Bertelsmann Stiftung kritisiert in diesem Zusammenhang eine »therapeutische Illusion«. Ihr Bericht »Choosing wisely« kommt 2017 zu dem Schluss, dass trotz aller Betonung der »evidenzbasierten« Medizin Entscheidungen für oder gegen bestimmte Untersuchungen und Behandlungen von ganz anderen Faktoren beeinflusst werden als dem objektiven Bedarf und den wissenschaftlichen Erkenntnissen. Finanzielle Motive, kommerzielle Interessen, rechtliche Erwägungen, politische Zielsetzungen, die Erwartungshaltung von Patienten und Moden innerhalb der Medizin zählten zu diesen Faktoren. Eine systematische Analyse von 48 Einzelstudien ergab außerdem, dass Fachärzte den Nutzen von Behandlungsmethoden sehr viel häufiger überschätzten als mögliche Gefahren für den Patienten.

Ausgehend von den USA, die den teuersten Gesundheitsdienst der Welt unterhalten, sucht die »Choosing wisely«-Kampagne auch in anderen Ländern Bundesgenossen. Eine »Charta zur ärztlichen Berufsethik« nannte 2002 zentrale Werte des Arztberufs, die in der industrialisierten Welt als gefährdet eingeschätzt werden. Das Patientenwohl, die Selbstbestimmung der Patienten und soziale Gerechtigkeit zählen dazu. Die Charta betont nachdrücklich die Verantwortung der Ärzteschaft, für diese Werte einzutreten, und fordert den gemeinschaftlichen Einsatz für eine Verbesserung des Gesundheitssystems zum Wohl der gesamten Gesellschaft. Das passt zur Klimadebatte.

Natürlich sind angesichts der älter werdenden Gesellschaften der Industriestaaten Kostenfaktoren wichtige Treiber dieser Debatte: Wer wird sich Gesundheit in Zukunft noch leisten können? Aber es ist auffallend, wie viele Initiativen unbeirrt auf eine notwendige Transformation der Gesundheitssysteme dringen. In Großbritannien rief zum Beispiel das National Institute for Health and Care Excellence zur Suche nach »Behandlungen mit geringem Nutzen« auf. Die Liste der »do not dos« umfasst inzwischen mehr als 1000 medizinische Interventionen, zum Beispiel die Verschreibung von Breitband-Antibiotika bei nicht infizierten Wunden oder von Tabletten gegen Schlafstörungen.

Problematik von Über- und Unterversorgung aus Sicht der Ärzte

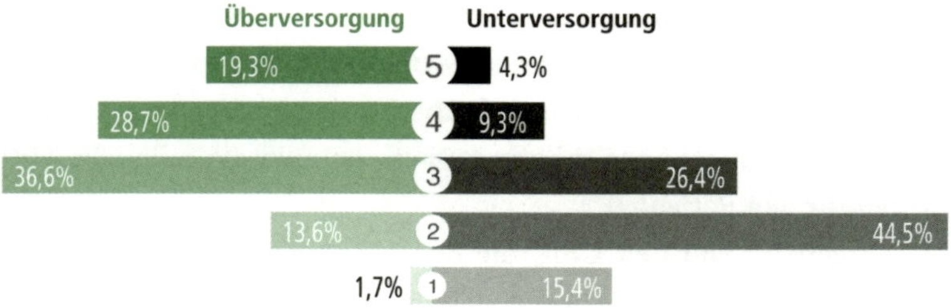

Wie groß ist Ihrer Meinung nach das Problem, das durch überflüssige Leistungen in unserem Gesundheitssystem entsteht?

Wie groß ist Ihrer Meinung nach das Problem, das durch nicht durchgeführte indizierte Leistungen in unserem Gesundheitssystem entsteht?

5 = großes Problem **1**= kleines Problem

Quelle: Befragung Deeutsche Gesellschaft für Innere Medizin (DGIM), Deusches Ärzteblatt 113 (13) 2016.

Ärztinnen und Ärzte sehen die Überversorgung kritischer als die Unterversorgung.

Aber es gibt natürlich noch ganz andere Dimensionen: Auf einer Konferenz der Bertelsmann Stiftung 2019 wurde zum Beispiel für Deutschland kritisiert, dass es hier jährlich zu rund 70 000 Schilddrüsenoperationen käme, wobei bei etwa 90 Prozent der Eingriffe keine bösartigen Veränderungen vorlägen. Oder: Bei 70 Prozent der Verschreibungen für Protonenpumpeninhibitoren (als Magenschutz) fehle eine klare Indikation. Einen OECD-weiten Überblick über die sehr unterschiedliche Inanspruchnahme medizinischer Behandlungen liefert der Bericht »Tackling Wasteful Spending on Health« (2017).

Die deutsche Arbeitsgemeinschaft der Wissenschaftlichen Medizinischen Fachgesellschaften (AWMF) hatte 2015 eine Qualitätsoffensive gestartet, mit der sie wissenschaftlich begründete, fachübergreifende und mit Patientenvertretern abgestimmte Empfehlungen verbreiten möchte. Ihr Motto: »Sinnvolle Medizin in einem Hochleistungsgesundheitssystem«.

Die Hochleistungsmedizin ist jedoch eine Akutmedizin, die weder dazu beiträgt, chronische Krankheiten zu bessern, und auch nicht, ihnen vorzubeugen. Sie hat gar keine Zeit, nachhaltig zu wirken, denn ihre Aufgabe ist es, Leben zu retten. Für eine nachhaltige Medizin benötigen wir Patienten, die durch Selbstwahrnehmung, Selbsterkenntnis und Selbstfürsorge dazu beitragen, gesund zu werden oder zu bleiben.

Acht Anker der Gesundheit können uns dabei Orientierung geben, in Krisenzeiten wie der Pandemie, aber auch im Alltag. Sie finden sie im folgenden Kapitel.

Wie man sich krisenfest verwurzeln kann: Acht Anker

Mehr Selbstvertrauen

»Von der Krise lernen« – dass die Deutsche Gesellschaft für Internistische Medizin 2021 dieses Motto für ihre Jahrestagung gewählt hat, zeigt, wie weit inzwischen das Bewusstsein reicht, dass wir in einer Wendezeit leben. Auch wir Mediziner müssen uns Gedanken darüber machen, welche Herausforderungen die Zukunft für uns bereithält. Es stimmt schon: Wir haben eines der besten Gesundheitssysteme der Welt. Doch gleichzeitig lässt dieses zu, dass viele Millionen Deutsche chronisch krank sind, Lebensqualität und Lebenszeit einbüßen. Ohnehin wird der demografische Wandel dazu führen, dass unsere auf Hochtechnologie fokussierte Gesundheitsversorgung nicht haltbar sein wird. Wir müssen lernen, unsere Ressourcen gezielter einzusetzen. Das bedeutet auch, dass wir die strengen Sektorengrenzen zwischen Ambulant und Stationär aufheben und Patientinnen und Patienten mit in die Verantwortung nehmen, was ihr Leben und ihre Gesundheit anbetrifft. Die Medizin muss lernen, wie man das macht, wie man aufklärt, motiviert, instruiert.

Was das angeht, so haben wir in Essen mit der Einbeziehung der Mind-Body-Medizin und der Entwicklung integrativer Medizinmodelle seit rund 25 Jahren Pionierarbeit geleistet. Jede und jeder einzelne unserer Patientinnen und Patienten hat uns dabei geholfen – durch ihr Vertrauen, durch Offenheit und durch Kritik. Nicht nur sie, sondern auch wir haben dabei viel gelernt – und das Wichtigste davon können wir hier an Sie weitergeben.

Was also können Sie selbst tun, um krisenfest zu werden? In diesem Kapitel möchte ich Ihnen acht »Anker« nennen – in der Wirtschaft würde man sagen Meilensteine –, die Ihnen in Krisen, aber auch im Alltag Halt geben und Sie auch inmitten stärkerer Strömungen und Wendezeiten stabilisieren können. Es geht dabei um Grundsätzliches – Details und weitere Übungen finden Sie entweder in meinen Büchern *Das gestresste Herz* oder *Die gestresste Seele* und natürlich im Internet. Hinweise für interessante Seiten habe ich gegeben.

Anker 1: Angst und Depression aktiv bewältigen

Soziale Unterstützung, Schlaf, Entspannung, Bewegung, Medienfasten, Glückstagebuch

»Wer mit Ungeheuern kämpft, mag zusehen, dass er dabei nicht zum Ungeheuer wird.« Der berühmte Ausspruch von Friedrich Nietzsche verweist darauf, wie stark uns die Beschäftigung mit negativen Gedanken in den Bann ziehen und verändern kann. Schließlich hat die Evolution diese Eigenschaft in uns hervorgebracht – kurzfristig betrachtet ist es weit wichtiger, sich mit Gefahren auseinanderzusetzen als mit positiven Empfindungen. Doch langfristig ist es der Optimismus, der uns gesund hält, wie zum Beispiel eine umfangreiche Metaanalyse von mehr als 80 Studien zeigt.

In der Corona-Krise ist vielen Menschen dieser Optimismus abhandengekommen. In den Debatten um Sinn und Unsinn der Lockdowns zeigt sich immer wieder die Sehnsucht nach Sicherheit, zum Beispiel nach »verlässlichen« Öffnungsschritten – in einer Situation, in der Verlässlichkeit kaum zu erwarten ist. Ein intransparentes und häufig willkürlich wirkendes Krisenmanagement verstärkt darüber hinaus die allgemeine Unsicherheit. Unsicherheit aushalten zu können ist ein wichtiger Bestandteil der Resilienz, der Fähigkeit, Krisen standzuhalten und ihren negativen Folgen zu widerstehen. Als moderne Zivilgesellschaft sind wir nicht mehr darauf eingestellt, dass Dinge schwer planbar sind. Uns fehlen die Instrumente, damit umzugehen, sagt zum Beispiel die Psychiaterin Katharina Domschke von der Universitätsklinik Freiburg. Die Folge sind Angst und Depression.

Fast jeder dritte Deutsche macht sich Sorgen um seine psychische Gesundheit – angesichts von Virenangst, physischer Isolation und Masken. 29 Prozent waren es im März 2020. Studien zeigen übrigens ganz deutlich, dass die Angst größer wird, je mehr soziale Medien genutzt werden. Nicht nur Covid-19, auch die Angst selbst wirkt »viral« und kann krank machen. Und man kann sie lernen, auch von den Medien.

Soziale Medien:
Die Angst steigt mit Häufigkeit und Dauer der Nutzung

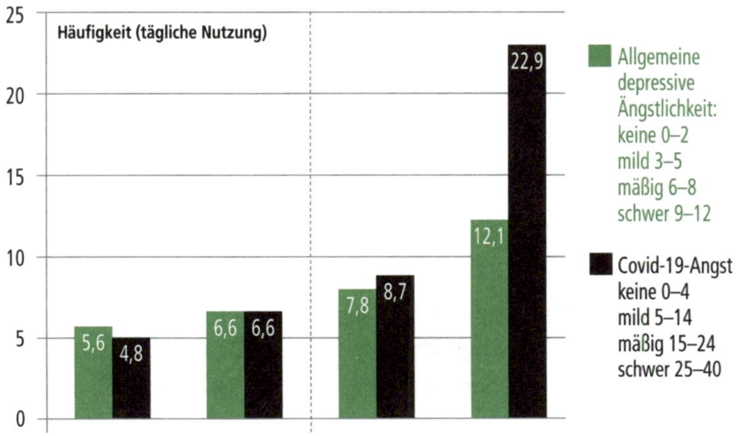

Je häufiger Menschen Medien nutzen, desto mehr Angst entwickeln sie. Quelle: Bendau A et al. 2021

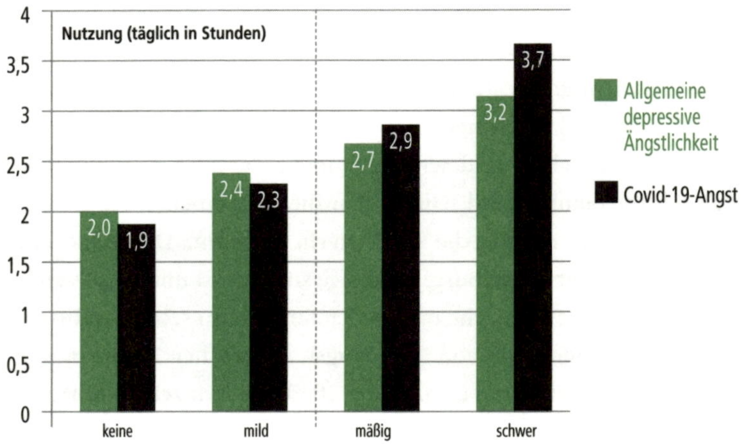

Die Angst nimmt auch mit der Dauer zu.

Quelle: Bendau A. et al. 2021

Was also stärkt unsere Anpassungsfähigkeit an neue Situationen, mit denen wir vorher nicht rechnen konnten? Die Zukunft wird – über die Pandemie hinaus – viele solche Umbrüche mit sich bringen – die technologische und wirtschaftliche Neuorientierung in Richtung Nachhaltigkeit, die alternden westlichen Gesellschaften, die weltweiten Flüchtlingsströme, die neuen geopolitischen Spannungen, die Klimakrise, mögliche Langzeitfolgen der Pandemie.

Die Positive Psychologie wird oft belächelt oder zynisch kommentiert, als wolle man damit die Probleme unserer Welt leugnen. Das Gegenteil ist der Fall. Wir machen im Kontakt mit unseren Patientinnen und Patienten die Erfahrung, dass es vielmehr die Beschäftigung mit wiederkehrenden negativen Gedanken ist, die Menschen in Panik erstarren lässt – im Englischen nennt man das »ruminating«, also wiederkäuend, was ein wirklich gutes Bild dafür ist. Schafft man es hingegen, diese Gedanken zu verlassen und sich dem Hier und Jetzt zuzuwenden, öffnen sich neue Türen, im Denken wie im Leben.

Martin Seligman, einer der Begründer der Positiven Psychologie, hat sich Jahrzehnte mit den Phänomenen des Scheiterns, der Hilflosigkeit und Optimismus beschäftigt und dann an der Universität Pennsylvania ein Programm zur Überwindung von Angst und Depression für junge Erwachsene und Kinder entwickelt. Der Trick dabei ist, Rückschläge, die schließlich alle von uns erleiden, nicht länger als Scheitern zu interpretieren, sondern als zeitlich begrenztes Ereignis, mit dem man umgehen kann. Man betrachtet sie nicht als Schicksal, sondern höchstens als Pech – und als Chance, es beim nächsten Mal besser zu machen, gerüstet zu sein. Um das zu erreichen, benötigen wir emotionales, soziales und spirituelles Rüstzeug – was uns wieder zurückführt zu dem Konzept der Salutogenese von Aaron Antonovsky (siehe auch Seite 34).

Folgendes ist wichtig, um mit Angst und Depression umgehen zu können:

- Suchen Sie die Nähe zu anderen Menschen. Wenn dies nur über eine Distanz möglich ist, weil es zum Beispiel Abstandsregeln vorschreiben, dann ist das immer noch besser, als wenn Sie sich alleine zu Hause verbarrikadieren. Studien zeigen, dass die Anwesenheit eines einzigen Menschen bereits Stress mindert, egal, ob Sie diesen kennen, ob er oder sie Ihnen vertraut ist und ob Sie überhaupt Kontakt aufnehmen. Immer mehr Menschen lernen auch, online auf die verschiedensten Arten zu kommunizieren. Noch fehlen uns die Auswertungen über die positiven oder negativen Folgen, die das hat, aber verbunden zu sein ist mit Sicherheit besser, als einsam zu sein.
- Schlafen Sie ausreichend. Schlaflosigkeit ist ein Leitsymptom der Depression. 40 Prozent der jüngeren Patienten leiden darunter und 10 Prozent der älteren. Den Schlaf zu fördern, scheint ein Mittel zu sein, Depressionen zumindest entgegenzuwirken. So lindert Schlaf Stress, indem er den beruhigenden Parasympathi-

kus aktiviert. Wenn Sie nicht schlafen können, versuchen Sie es mit Hopfen- oder Baldrianpräparaten zum Einnehmen. Baldrian wurde schon in der Antike verwendet. Er wirkt tagsüber ausgleichend und nachts beruhigend. Kaufen Sie die Präparate aber in der Apotheke und achten Sie darauf, dass Sie mindestens 600 Milligramm pro Tag einnehmen. Unseren Patienten empfehlen wir für den Abend feuchtwarme Auflagen mit Lavendelöl auf dem Herzen, darüber ein trockenes Tuch – Sie werden sehen, wie beruhigend die ätherischen Öle auf Ihr Nervenkostüm wirken.

» **Bewegen Sie sich!** 1999 hatte der Medizinpsychologe James Blumenthal von der Duke University in Durham, North Carolina, eine Studie veröffentlicht, die zeigte, dass ältere Patienten mit Depression, die ein Aerobic-Programm absolvierten, keine Medikamente mehr benötigten. Follow-up-Studien vertieften dann die Erkenntnis, dass ein Bewegungs- und Sportprogramm langfristig depressive Schübe hinauszögert. Körperliche Aktivität kann vielleicht auf Dauer eine Medikation mit Antidepressiva nicht ersetzen, aber diese zumindest positiv ergänzen. Tägliche Routinen, vielleicht auch eine Fitness-App, die Ihre täglichen Fortschritte misst, hilft Ihnen, am Ball zu bleiben.

» **Machen Sie gezielt Medienpausen.** Das betrifft die tägliche Berichterstattung genauso wie Ihr Handy. Sie müssen nicht gleich der Welt entsagen, aber entziehen Sie sich zum Beispiel dem Zwang, rund um die Uhr über Kommunikationskanäle verfügbar zu sein. Die Patienten meiner Klinik sind immer wieder überrascht, wie entspannend es sein kann, einfach einmal nicht auf alles sofort reagieren zu müssen – denn bei uns gibt es keinen Fernseher und kein Radio. Wir gehen nicht so weit, den Patientinnen und Patienten das Handy abzunehmen. Aber wir ermutigen sie, es abzuschalten und nur zu bestimmten Tageszeiten überhaupt in Betrieb zu nehmen. Beginnen Sie den Tag nicht schon im Bett mit den neuesten Opferzahlen der Pandemie oder politischen Debatten – Sie werden den Tatsachen ohnehin nicht ausweichen können. Aber behalten Sie selbst in der Hand, wann Sie sich mit den stresserzeugenden Realitäten konfrontieren.

» **Die Richtung der Gedanken drehen.** Die »Kognitive Umstrukturierung« ist ein Element der Verhaltenstherapie, das wir in der Klinik alltagsgerecht unseren Patientinnen und Patienten vorstellen. Dabei geht es im Kern darum, sich klarzumachen, dass unsere Gedanken nur unser Bild der Realität sind, aber nicht die Realität selbst. Wir können negative Denkmuster entlarven, in die wir immer wieder verfallen und die dann drohen, irgendwann wirklich zur Realität zu werden oder auch körperliche Symptome hervorzurufen. Solche Denkfehler führen aber nicht zu Lösungen. Hat man diesen Schematismus einmal für sich entdeckt, kann man die Gedanken umsteuern und neue, positive Erfahrungen machen. In hartnäckigen Fällen lohnt sich eine Kognitive Verhaltenstherapie. Es gibt aber auch alltagstaugliche Literatur und Übungen, zum Beispiel das Buch von Harlich H. Stavemann: *Im Gefühlsdschungel.*

» **Führen Sie ein Glückstagebuch.** Legen Sie sich ein kleines Tagebuch an und legen Sie es auf den Nachttisch neben Ihr Bett. Schreiben Sie jeden Abend drei Dinge auf, die Ihnen heute passiert sind und für die Sie dankbar sind. Mit der Zeit verändert sich Ihre Wahrnehmung: Sie nehmen Ereignisse, so klein sie auch sein mögen, nicht mehr als selbstverständlich hin, sondern Sie realisieren deren Wirkung auf Sie. Das kann das Winken eines kleinen Kindes sein oder ein freundlicher Postbote oder auch eine Fünf-Minuten-Pause mit einem wirklich guten und aromatischen Cappuccino. Aber vielleicht haben Sie auch eine Steuerrückerstattung bekommen oder einen Blumenstrauß. Gelegenheiten, sich zu freuen, gibt es viel mehr, als Sie denken!

Anker 2: Das Leben wieder in die eigene Hand nehmen

Fasten, Stress bewältigen, Gelassenheit üben

Die Wissenschaft von der Gesundheit, die Salutogenese, zeigt uns, wie wichtig es ist, dass wir nicht die Umstände, so widrig sie sein mögen, unser Leben komplett bestimmen lassen. Es ist stattdessen wichtig, dass wir dort, wo wir einhaken können, uns sozusagen ein Stück Terrain zurückerobern, wo wir eigene Akzente in unserem Leben setzen können. Was das dann im Detail ist, ist gar nicht so wichtig – solange es uns kurz- und mittelfristig stärkt. Und das funktioniert auch, konnte Antonovsky zeigen, unter äußerst schwierigen äußeren Umständen (siehe Seite 34).

Heilfasten

Einen Wendepunkt im Alltag kann zum Beispiel das Heilfasten darstellen. Wir empfehlen vielen unserer Patienten, sofern körperlich nichts dagegen spricht, eine Woche lang zu fasten. Vor allem bei Schmerzerkrankungen, aber auch bei Leiden, die mit chronischen Entzündungen einhergehen, bringt das sehr gute Erfolge – vor allem aber eine Art Rückbesinnung. Die Patientinnen und Patienten fangen wieder an, sich zu spüren, Eindrücke wie Gerüche oder Geschmäcker werden besonders intensiv erlebt. Es ist eine Zeit der Bilanz und der Neuorientierung, besonders geeignet, Vorsätze zu fassen und ihre Umsetzung zu planen.

Vielleicht klären Sie im Zweifelsfall mit Ihrem Arzt oder Ihrer Ärztin ab, ob Bedenken gegen ein Heilfasten bestehen. Falls nicht, dann ist vielleicht das Buchinger-Saftfasten das Richtige für Sie. Es besteht aus viel Flüssigkeit, ungesüßten Tees, Wasser und zwei kleinen Gläsern Obst- oder Gemüsesaft am Tag. Und so viel ungesalzener und ungewürzter Gemüsebrühe (aus biologischem Anbau), wie Sie mögen. Der erste und der siebte Tag sind Übergangstage, wo etwas feste Nahrung – Vollkornreis oder eine gekochte Kartoffel –

erlaubt sind. Erfahrungsgemäß funktioniert Saftfasten für viele Menschen gut, da hier der Stoffwechsel sich schnell umstellt und kaum noch Hungerempfindungen produziert. Anleitungen finden Sie im Internet oder Buchhandel.

Fasten reinigt und regeneriert. Es ist ein gutes Gefühl, sich in sein Inneres zurückzuziehen – und das Gegenteil von dem, was viele in Corona-Zeiten gemacht haben: mehr gegessen, mehr getrunken. Fasten führt Sie zu sich selbst zurück, nimmt Tempo aus Ihrem Leben, lässt Sie Ihren Körper neu entdecken.

Intervallfasten

Eine mögliche Alternative ist das Intervallfasten, das über eine konsequente Rhythmisierung Ihren Alltag neu strukturiert. Am einfachsten finde ich die 16-plus-8-Methode: Von Ihrer ersten Mahlzeit an, egal, ob das ein Frühstück oder Mittagessen ist, haben Sie acht Stunden lang ein Zeitfenster, in dem Sie essen können. Danach halten Sie möglichst täglich 12 bis 16 Stunden Nahrungskarenz ein (auch keinen Alkohol oder Softdrinks trinken). Die Angaben zur Dauer variieren etwas: Fest steht, dass Männer eine weniger lange Nahrungspause benötigen als Frauen, weil ihr Stoffwechsel nicht derselbe ist.

Der wissenschaftliche Hintergrund des Intervallfastens ist, dass – wenn die Nahrungsenergie in der Leber verbraucht ist – der Stoffwechsel umschaltet und sich seine Energie nicht mehr aus Glukose, sondern aus Ketonkörpern holt, was positiv auf den Organismus wirkt. Die Muskeln werden als Energiequelle nicht oder nur unerheblich angegriffen. Gleichzeitig aktiviert der Stoffwechsel Reststoffe und entsorgt sie. Die bisherigen Studienergebnisse zur Wirkung des Intervallfastens sind sehr vielversprechend – es fehlen aber noch Langzeitstudien, um die Methode endgültig bewerten zu können. Ich habe die Erfahrung gemacht, dass viele Menschen dabei an Gewicht verlieren – auch wenn Fasten keine Abnehmmethode ist – oder es ohne große Mühe stabilisieren. Das liegt einerseits daran, dass man generell durch den Blick auf die Uhr weniger zwischendurch isst. Aber auch der Blutzucker stabilisiert sich und löst keine Hungerattacken aus, zum Beispiel auf Croissants oder Süßes. Es gibt inzwischen schon Apps, welche die Einhaltung des Essrhythmus überwachen und unterstützen.

Stressbewältigung durch Achtsamkeit

Eine andere Möglichkeit, auch in bewegten Zeiten zumindest teilweise die Kontrolle zu behalten, ist ein gutes Stressmanagement. Stress, vor allem chronischer Stress, ist in vieler Hinsicht gesundheitsschädlich, weil er über vielerlei Reaktionen des Nervensystems Kaskaden von Botenstoffen freisetzt. Doch Anspannung einfach nur loszulassen ist gar nicht so einfach. Leichter fällt es uns, aktiv zu entspannen – wie das zum Beispiel bei der leicht erlernbaren »Progressiven Muskelentspannung« der Fall ist. Dabei spannen und entspannen Sie gezielt und in einer bestimmten Reihenfolge verschiedene Körperregionen. Das ist schnell zu erlernen und dauert nur wenige Minuten.

Für Fortgeschrittene oder geduldigere Menschen ist der »Body Scan« die Methode der Wahl: Dabei gehen Sie, reglos auf einer Unterlage auf dem Rücken liegend, in Gedanken Ihren gesamten Körper durch, begonnen mit dem großen Zeh des linken Fußes, dann dem Nachbarzeh, dem dritten und so weiter.

Anfangs, ich bin ganz ehrlich, ist das eine äußerst langweilige Übung, die rund 40 Minuten dauert. Hilfreich ist, sie täglich zu absolvieren, ein Ritual daraus zu machen. Mit der Zeit werden Sie feststellen, wie Sie sich immer besser auf Ihren Körper fokussieren können. Nach etwa sieben Wochen – so lange braucht unser Gehirn, um Neues zu lernen und zu verstetigen – genießen Sie die tägliche Reise durch den eigenen Körper. Dann können Sie sich quasi auf Knopfdruck aus dem Alltag wegbeamen – und die physiologischen Parameter zeigen, dass das sogar erholsamer ist als tiefer Schlaf!

Der »Body Scan« ist die bekannteste Übung der sogenannten Mindfulness-Based Stress Reduction (MBSR). Jon Kabat-Zinn (siehe

Seite 112), ein amerikanischer Stressforscher, hat sie Meditationstechniken entliehen, die er ihres spirituellen Inhalts entkleidet und so weltweit berühmt gemacht hat. Wir führen all unsere Patientinnen und Patienten in MBSR– auf Deutsch sprechen wir schlicht von Achtsamkeit – ein. In Hunderten von Studien sind ihre vielfach positiven Wirkungen bestätigt worden, unter anderem bei Angst, Depression, chronischen Schmerzen und entzündlichen Erkrankungen. Dabei geht es bei der Achtsamkeit um mehr als um das Erlernen einer Technik wie bei der Progressiven Muskelentspannung. Achtsamkeit ist eine meditative Selbstschulung, deren Ziel es ist, alles, was gerade im Moment da ist, ohne Wertung wahrzunehmen und diese Haltung Schritt für Schritt in alle Lebensbereiche zu integrieren.

Kombiniert mit gesunder Ernährung und ausreichender Bewegung (man kann auch »achtsames Gehen« praktizieren), ist Achtsamkeit das perfekte Gesundheitsprogramm – auch, weil es nicht nur den Körper, sondern auch den Geist beruhigt und negative Gedanken vertreibt. Den Einstieg erleichtert ein Kurs, den Sie auch online machen können, zum Beispiel bei der Neurowissenschaftlerin Britta Hölzel (https://www.brittahoelzel.de/angebot/), mit der wir immer wieder zusammengearbeitet haben. In so einem Kurs lernen Sie Geh- und Sitzmeditationen, achtsames Yoga sowie Übungen, bei denen Alltagsaktivitäten wie Essen, Zähneputzen oder auch Kommunikation mit anderen bewusst praktiziert werden.

Achtsamkeit, zeigen die Neurowissenschaften, verändert unsere Hirntätigkeit: Sie macht uns wacher, was unsere Aufmerksamkeit angeht. Sie beeinflusst die Art und Weise, wie wir mit Emotionen umgehen: Negative Impulse klingen schneller ab, positive wirken länger nach.

Sie reduziert nicht unsere Fähigkeit mitzufühlen, aber hilft uns, die negativen Folgen des Mitleidens schneller zu überwinden. Die Amygdala, jener Kernbereich in unserem Gehirn, der für Angst und

Aggression, Fluchtreflex und Stress zuständig ist, wird insgesamt gedämpft. Eine Haltung der Achtsamkeit, ist meine These, konnte Menschen auch unter den extremen Bedingungen der Pandemie stützen. Sie ist nachhaltig und ressourcenschonend und leitet dazu an, das auch der Umwelt gegenüber zu praktizieren. Sie einzuüben verhilft Ihnen zu einer Art »dickeren Haut für die Seele«, wie das einmal einer unserer Patienten nannte. Eine achtsame Lebensweise ist wie ein Fallschirm, der zwar einen Absturz nicht verhindern kann, aber im Krisenfall dafür sorgt, dass der Pilot sanft auf dem Boden landet.

Folgendes kann Ihnen dabei helfen, Ihr Leben wieder in die eigene Hand zu nehmen:

» Nutzen Sie Heilfasten als »Umstiegshilfe« in ein besseres Leben: entweder eine Woche Saftfasten nach Buchinger (eventuell mit dem Arzt abklären) oder regelmäßiges Intervallfasten, zum Beispiel 16 Stunden Nahrungspause und acht Stunden Essensphase.

» Lernen und üben Sie regelmäßig aktive Entspannung ein: zum Beispiel über die Progressive Muskelentspannung, Atemübungen oder Meditation.

» Entwickeln Sie eine achtsame Haltung dem Leben und sich selbst gegenüber. Ein Einstieg in die Mindfulness-Based Stress Reduction kann dabei der Body Scan sein.

Anker 3: Resilienz aufbauen wie einen Muskel

Gedankenspiralen erkennen, soziale Unterstützung suchen, Grenzen ziehen

Viele Menschen glauben, ihre Fähigkeit, Krankheiten zu vermeiden oder schneller zu überwinden, hinge von ihrem Immunsystem ab, und das könne man »auffüllen«: mit Zink zum Beispiel oder dem Vitamin C, von dem der Nobelpreisträger Linus Pauling hoffte, dass man sehr vieles damit heilen könne. Doch diese Art von Rezepten vermitteln nur die halbe Wahrheit. Natürlich kann es immer wieder zu Mangelzuständen kommen, die man auch beheben kann. Aber wirkliche Resilienz, also die Fähigkeit, auf Krisen eine angemessene Antwort zu haben, ist mehr als Biochemie aus dem Reformhaus oder der Apotheke. Es ist eher eine Art Kraftfeld um uns herum, das negative Einflüsse an uns abprallen lässt (*resilere* (lat.) = zurückspringen). Genährt wird es aus vielen Faktoren, von denen das Immunsystem nur einer ist. Um das kümmern wir uns im nächsten Punkt, hier soll es zunächst um die sozialen Bedingungen gehen.

Zwar scheint Resilienz zu einem gewissen Teil erblich zu sein, und wichtige Grundlagen werden in der frühen Kindheit gelegt, zum Beispiel, wenn es um das Vertrauen in Sicherheit und Geborgenheit geht. Nicht allen Menschen wurde das in die Wiege gelegt. Aber, wie unsere Kollegin Eva Selhub, Mind-Body-Medizinerin aus Harvard, schreibt: »Die gute Nachricht ist: Sie können Resilienz aufbauen wie einen Muskel!« Zwei Faktoren sind dabei entscheidend: ein gewisser Grad an Selbstbestimmung und soziale Unterstützung durch Bezugspersonen. Einen hilfreichen Rahmen bieten auch Faktoren, die kulturell geprägt sind: Humor und Spiritualität.

Negativspiralen durchbrechen

Viele unserer Patientinnen und Patienten sehen sich als Opfer. Schicksalsschläge haben ihr Leben geprägt, in der Folge fühlen sie sich geschwächt und nicht mehr voll funktionsfähig. Die frühere Anerkennung bleibt aus oder sie wird nicht mehr wahrgenommen. Irgendwann entwerten sich die Betroffenen selbst und vermeiden soziale Kontakte. Beziehungen gehen in die Brüche. Dann kommt es zu dem gefürchteten »ruminating« (siehe Seite 164), dem Kreisen negativer Gedanken und Erwartungen bis hin zur Panik und der Vorstellung, alles könne nur in Katastrophen enden. Parallel zu dieser Haltung reagieren die körperlichen Parameter: Die Nerven werden übersensibel, Entzündungshormone nehmen zu, die Abwehrzellen ziehen sich zurück. Körper und Seele manövrieren sich gegenseitig in eine Negativspirale.

Eines der Ziele der Mind-Body-Medizin, die an unserer Klinik verschränkt mit internistischer Medizin sowie wissenschaftlicher Naturheilkunde praktiziert wird, ist es, solche Negativspiralen aufzudecken und zu durchbrechen. Den Körper neu wahrzunehmen, anstatt seine Signale wegzudrücken, ist ein wichtiger Schritt. Das geschieht zum Beispiel in unserer täglichen Morgenbewegung, bei Yoga oder im Qigong, aber auch im Zusammenhang mit vielen Arten manueller Therapie – von Heilmassagen über Schröpfen bis hin zu Auflagen und Wickeln.

Aber enorm wichtig für die Betroffenen ist es auch, ihre negativen Gedankenspiralen zu erkennen – und zum Beispiel im Gespräch mit anderen in der Gruppe zu entdecken, wie ähnlich solche Denkmechanismen ablaufen – es sich also weniger um schicksalshafte Fügung handelt, sondern eher um Denkmuster, die sich irgendwann verselbstständigen und dazu tendieren, sich selbst erfüllende Prophezeiungen zu werden.

Auf der Basis dieser Selbsterkenntnis kann dann der Resilienz-»Muskel« wachsen und auftrainiert werden – zum Beispiel durch das Wiederbeleben sozialer Netzwerke oder auch eine sinnerfüllende Tätigkeit. An die Stelle der Ichbezogenheit kann dann das Empfinden treten, dass wir alle in menschlicher Erfahrung nicht nur miteinander, sondern auch mit einem größeren Ganzen verbunden sind. Im sozialen Umfeld gibt es hierfür genügend Betätigungsfelder, beispielsweise könnten Sie eine von über 17 Millionen ehrenamtlich tätigen Personen in Deutschland werden.

Folgendes unterstützt Sie dabei, sich psychisch und sozial krisenfester zu machen:

» **Pflegen Sie wohltuende Kontakte:** Zeichnen Sie für sich einen Plan, welche Menschen in Ihrem Leben wichtig sind und auf wen

Sie sich im Krisenfall stützen würden. Wer »nährt« Sie? Nehmen Sie gezielt diesen Kontakt auf und pflegen ihn, wenn Sie das nicht ohnehin schon tun.

» **Prüfen Sie Gedankenmuster:** Zeichnen Sie einen weiteren Plan für das Netzwerk derjenigen Menschen, mit denen Ihnen der Umgang schwerfällt. Schreiben Sie dazu, warum. Überprüfen Sie Ihre Aussagen auf ihren Wahrheitsgehalt.

» **Ziehen Sie Grenzen:** Gehen Sie Menschen gezielt aus dem Weg, die Ihnen nicht guttun – sofern Sie das können. Wer nützt Sie aus? Lernen Sie, »Nein« zu sagen.

» **Nutzen Sie Unterstützung:** Wenn Sie das Gefühl haben, ein bestimmtes Denkschema nicht verlassen zu können, suchen Sie Unterstützung bei einem Coach oder Verhaltenstherapeuten. Wenige Sitzungen können ausreichen, Sie auf einen anderen Weg zu bringen.

» **Blicken Sie über sich hinaus:** Beschäftigen Sie sich mit spirituellen Inhalten. Für den einen kann das Religion sein, für andere die Liebe zur Natur. Wichtig ist die Erkenntnis der Verbundenheit mit etwas Größerem.

Anker 4: Das Immunsystem stärken – den Planeten schützen

Planetary Diet, Vitamin C, D und A, Spurenelemente, Omega-3-Öle

Wir sind, was wir essen. Gleichzeitig verändern wir die Welt mit dem, was wir konsumieren. Und die Welt verändert uns. Unsere derzeitige Ernährung hat nicht nur negativen Einfluss auf unsere Gesundheit – über schädliche Fette, tierische Proteine und Zucker bzw. schnell resorbierbare Kohlenhydrate. Sie trägt zu einem erheblichen Maße zum Eintrag klimaschädlicher Gase in unsere Atmosphäre bei und wird dadurch zum Teil der Klimakrise, die auch und vor allem eine Gesundheitskrise ist (siehe Seite 84).

Planetary Diet

Wie bereits erwähnt, hat die Lancet EAT-Kommission, bestehend aus 37 führenden Wissenschaftlerinnen und Wissenschaftlern aus 16 Ländern, unter Leitung des Harvard-Professors Walter C. Willett eine »Planetary Diet« entworfen, die sowohl unmittelbar gesund ist als auch den Planeten schützen kann, weil die jeweiligen Anteile dieser Nahrung die Grenzen der Belastbarkeit der Ökosysteme nicht überschreiten. Das ist auch deshalb wichtig, um Ernährungssicherheit für bald zehn Milliarden Menschen auf diesem Planeten zu erreichen. Ganz wichtig dabei: der weitgehende Verzicht auf Fleisch.

Die Planetary Diet besteht zur Hälfte aus Gemüse, Obst und Nüssen, zur anderen Hälfte aus Vollkornprodukten, pflanzlichen Eiweißlieferanten (Bohnen, Linsen), ungesättigten Pflanzenölen, ballastreichen Lebensmitteln und nur wenig tierischen Produkten wie Fleisch, Milch oder Käse. Dieser Nahrungsfahrplan ist so konzipiert, dass er geografisch und nach soziokulturellen Gegebenheiten angepasst werden kann. Eigentlich aber, sagt Epidemiologe Willett, entspricht er immer noch der Mittelmeerdiät, wie sie Ancel Keys bereits Mitte des vergangenen Jahrhunderts als besonders gesund identifizierte (siehe Seite 147).

An den Evangelischen Kliniken Essen-Mitte hat unsere Naturheilkunde-Abteilung eine eigene Küche, die mediterrane Vollwertkost für unsere Patientinnen und Patienten anbietet. In einer Lehrküche lernen diese zum Beispiel, Pesto als Wurstersatz aufs Brot oder als Sugo für Vollkornnudeln selbst herzustellen. Inzwischen gibt es auch für zu Hause jede Menge attraktiver Kochbücher zu vegetarischer oder sogar veganer Kost. Künftig werden wir den Patientinnen und Patienten auch die klimarelevanten Aspekte der planetaren Diät nahebringen.

Tierische Produkte verbrauchen deutlich mehr Ressourcen als pflanzliche

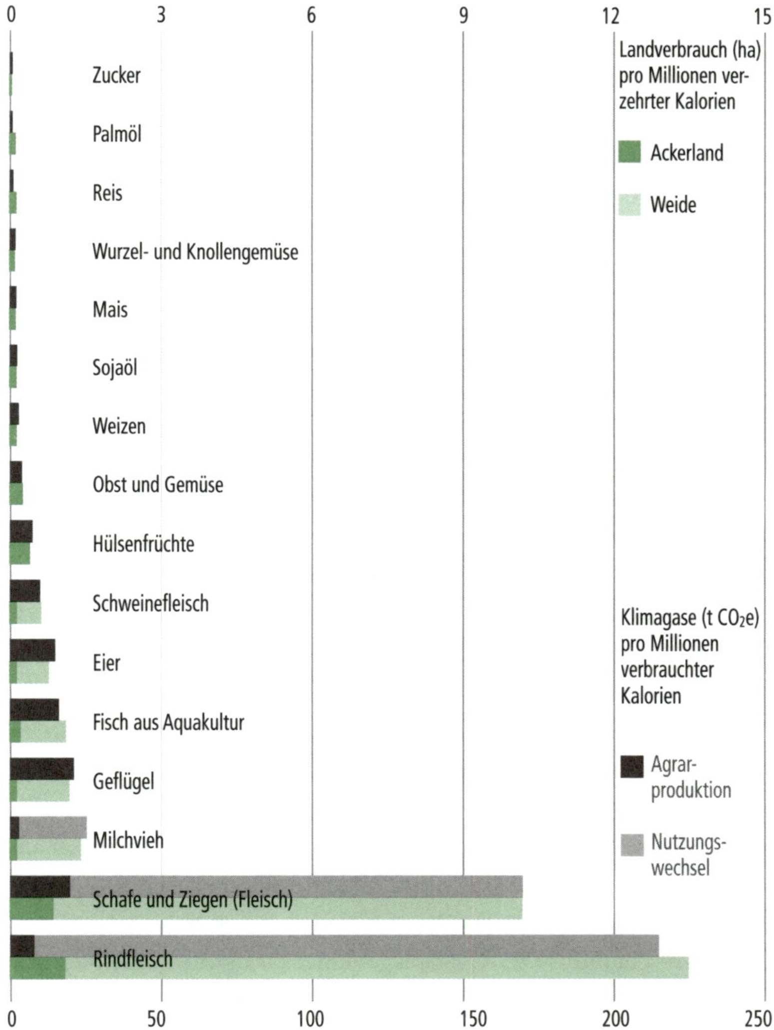

Wer Rindfleisch isst, aber auch Lamm und Ziege, trägt zu einem massiven Landverbrauch bei und heizt den Klimawandel an. (Zahlen von 2010)

Quelle: World Resources Institute (o.J.)

Vitamine C, D und A

Klimaschutz hat jede Menge »Co-Benefits«, hatte die Lancet-Countdown-Kommission erklärt. Denn eine überwiegend pflanzliche Kost ist besonders gesund, sie ernährt uns nicht nur, sondern stärkt unser Immunsystem, angefangen mit Vitamin C. Praktisch alle Obst- und die meisten Gemüsesorten enthalten es, besonders viel davon findet sich in Zitrusfrüchten, Johannisbeeren, Kiwis, Acerola-Kirschen, Sanddorn, Hagebutten, Paprika, Brokkoli, allen Kohlsorten und Kräutern, besonders in Petersilie. Da Vitamin C nicht hitzebeständig ist, sollte es nicht oder nur kurz erhitzt werden. Vitamin-C-Präparate zusätzlich benötigen Sie, wenn Sie sich gesund ernähren, höchstens im Fall einer akuten Infektion. Ich empfehle dann das magenfreundlichere und länger vorhaltende Ester-C aus der Apotheke. Man kann bis zu 500 mg per Dosis einnehmen, doch wenn pro Tag 1000 mg erreicht sind, kommt der Organismus an die Grenzen seiner Aufnahmekapazität und scheidet überflüssiges Vitamin C mit dem Urin aus.

Vitamin D nimmt unter den Immunboostern eine Sonderrolle ein, denn es kommt nicht nur aus der Nahrung, sondern wird auch unter Einwirkung von Sonnenlicht in der Haut selbst gebildet. Im Winter ist das in unseren Breitengraden meistens nicht möglich. Dann greift der Organismus auf Depots zurück, die er hoffentlich im Sommer gebildet hat. Manche Ernährungsmediziner nehmen an, dass die geleerten Vitamin-D-Speicher des Körpers ein Grund dafür sind, warum gerade im Januar und Februar die Erkältungswellen am stärksten sind. Es lohnt sich, einen Vitamin-D-Spiegel bestimmen zu lassen. Der Hausarzt macht das, die Kosten liegen bei etwa 30 Euro. Liegt der Vitamin-D-25-OH-Spiegel unter 30 ng/ml, empfehlen wir Vitamin-D-Präparate. Nach Absprache mit Ihrem Hausarzt sollten Sie dann täglich zwischen 1000 bis maximal 4000 IE (Internationale Einheiten) einnehmen und Ihren Spiegel nach drei Monaten erneut kontrollieren lassen.

Vitamin C und D verbessern die Wachstumsrate von weißen Blutkörperchen und Immunzellen, den T-Lymphozyten. Ein Mangel an beiden Vitaminen vermindert dagegen die Immunantwort. Ein Vitamin-D-Mangel wurde bei vielen Patienten und Patientinnen beobachtet, die einen schweren Covid-19-Verlauf durchmachen mussten. Die Daten reichen aber noch nicht aus, um einen kausalen Zusammenhang nachweisen zu können.

Eine wichtige Abwehrbarriere sind Haut und Schleimhäute, die ausreichend Vitamin A benötigen. Das ist in allen tierischen Lebensmitteln vorhanden, in Milch, Butter, Käse und Fleisch. In Pflanzen kommt Vitamin A nur als Vorstufe (Betacarotin) vor, und das vor allem in grünem oder buntem Gemüse, zum Beispiel in Spinat, Grünkohl, grünen Bohnen, Brokkoli, aber auch in Karotten und Tomaten. Bei der Verarbeitung im Entsafter wird durch die Zerstörung der Zellen besonders viel Betacarotin freigesetzt. Die Zugabe von einigen Tropfen Öl sorgt dafür, dass das fettlösliche Vitamin besser vom Körper aufgenommen werden kann.

Spurenelemente

Dann gibt es noch die Spurenelemente, die viel zu Ihrer Gesunderhaltung beitragen können. Selen schützt die Zellen vor dem Angriff freier Radikale. Es reguliert das Immunsystem – bremst es bei Überreaktion ab und boostet es, wenn es schwächelt. Außerdem stärkt Selen Fress- und Killerzellen. Der Körper kann Selen aus Pflanzen besser verwerten als aus tierischen Lebensmitteln. Produkte aus Soja, aber auch Sesam und Kokosnüsse sind gute Selenlieferanten, ebenso Vollkornprodukte, die etwa doppelt so viel Selen enthalten wie Weißmehlerzeugnisse. Da die Böden in Europa relativ wenig des Spurenelements enthalten, liefern Pflanzen unserer Breitengrade relativ wenig Selen. Wer kein Soja mag, der kann sich Selen aus kleinen Mengen Fleisch, Eiern sowie Fisch holen. Nur bei Schilddrüsenerkrankungen kann eine Substitution mit Selenase sinnvoll sein, das müssen Sie dann aber unbedingt mit Ihrem Arzt abklären und sich dort ein Rezept holen.

Eisen hat einen sehr eng bemessenen Wirkungsgrad. Hat man einen zu niedrigen Eisenspiegel, bremst das die Aktivität der Fresszellen, senkt die Zahl an B- und T-Lymphozyten und reduziert die Bildung von Antikörpern. Nimmt man jedoch zusätzlich Eisenpräparate ein, kann das die Infektgefahr erhöhen, weil Bakterienwachstum angeregt wird. Die empfohlene Zufuhr von 10 mg pro Tag wird in einer ausgewogenen, frischen, vollwertigen Mischkost normalerweise gut erreicht. Eisen steckt in Getreidevollkorn, Hülsenfrüchten, Sesam, Hirse, Amaranth, Pistazien, Sonnenblumenkernen, Kürbiskernen, getrockneten Aprikosen, Feigen und Datteln. Am meisten liefert Fleisch.

Das wichtigste Spurenelement für das Immunsystem ist jedoch Zink. Es unterstützt die angeborene und erworbene Immunabwehr, und das auch vorbeugend. Besonders viel Zink findet sich in Austern und Muscheln, die aber mit Schwermetallen belastet sind. Zink aus Getreide, Hülsenfrüchten und Nüssen wird nur zu etwa 15 Prozent aufgenommen, weil ein sekundärer Pflanzenstoff (Phytat) sich mit dem Zink zu Komplexen verbindet, die der Körper nicht gut aufnehmen kann. Es gibt jedoch Tricks, mit denen Sie die Zinkaufnahme aus pflanzlichen Lebensmitteln verbessern können: Geben Sie jeweils einen Spritzer Zitronensaft ans Essen oder kombinieren Sie zinkreiche Pflanzen mit tierischem Eiweiß, zum Beispiel Joghurt oder Käse. Hülsenfrüchte sollten immer gut gekocht und am Vorabend eingeweicht werden, so werden die Phytate abgebaut.

Omega-3

Sie haben schon davon gehört: Fett ist nicht gleich Fett. Für das Immunsystem von entscheidender Bedeutung ist die Zufuhr der essenziellen, also für den Körper lebensnotwendigen Omega-3-Fettsäuren, die unter anderem wichtig für den Stoffwechsel und Bausteine der

Gefäßwände sind. Hanf- und Walnussöl geben vor allem frischen Salaten einen angenehm nussigen Geschmack. Leinöl macht sich beispielsweise in Kräuterquark gut und lässt sich auch prima in Joghurt oder Müsli einrühren. Da es schnell bitter schmeckt, kauft man am besten nur kleine Mengen und bewahrt sie im Kühlschrank auf. Geschrotete Leinsamen und Walnüsse ergänzen die Versorgung mit der pflanzlichen Omega-3-Fettsäure. Wer konsequent Bio-Milch und Bio-Fleisch aus Weidehaltung konsumiert, nimmt auch darüber Omega-3-Fettsäuren auf.

Als direkte Quelle für tierisches Omega-3 sind fettreiche Kaltwasserfische wie Hering, Makrele und Lachs am besten geeignet. Doch hier stellt sich der Zusammenhang zwischen einer gesunden Umwelt und gesundem Essen sehr deutlich dar. Noch vor zehn Jahren haben wir unseren Patienten empfohlen, möglichst zwei Portionen fetten Fisch pro Woche zu essen. Das tun wir heute nicht mehr: Der Grund: unsere belastete Umwelt, die Überfischung der Meere, die Zerstörung von kleinen Familienfischereien, die Belastung mit Mikroplastik und Quecksilber. Nur wenn wir unsere Ernährung und unser Verhalten anpassen an einen guten und umweltförderlichen Lebensstil, werden wir gesunde Lebensmittel essen können.

Das Mikrobiom

Besonders wichtig für unser Immunsystem ist das Mikrobiom – die Gesellschaft der verschiedensten Bakterien in unserem Darm. Hier trifft die Außenwelt auf die Innenwelt und das Abwehrsystem muss entscheiden, was es als gut oder böse einordnet. 70 Prozent aller Immunzellen befinden sich hier und knapp 80 Prozent aller Abwehrreaktionen laufen im Darm ab.

Ein gesundes Mikrobiom enthält vor allem sogenannte gram-positive Bakterienstämme, welche Ballaststoffe abbauen und daraus kurzkettige Fettsäuren bilden. Diese wirken antientzündlich und stärken die Darmbarriere. Genährt werden diese Bakterien durch eine ballaststoffreiche Ernährung mit reichlich Gemüse, Hülsenfrüchten und Vollkornprodukten. Gesättigte Fettsäuren aus Butter und tierischen Fetten hingegen fördern gramnegative Bakterienarten, die in ihrer Zellwand Lipopolysaccharide enthalten. Diese Zellwandbestandteile können im Körper Entzündungen hervorrufen, wenn sie die Darmbarriere durchdringen und in den Blutkreislauf gelangen.

Mit dieser Ernährung können Sie Ihr Immunsystem nachhaltig stärken:

» Stellen Sie Ihre Ernährung auf mediterrane Vollwertkost um: Sie ist gesund, überwiegend pflanzenbasiert und erfüllt alle Voraussetzungen der Planetary Diet, die den Planeten schützt.

» Essen Sie täglich fünf bis sieben Portionen frisches Obst und Gemüse – eine Portion ist etwa so viel, wie in eine Hand passt.

» Achten Sie auf ausreichende Zufuhr von Vitaminen und Spurenelementen, insbesondere Vitamin C, A und D sowie auf die Spurenelemente Eisen, Zink und Selen. Wenn Sie nicht sicher sind, ob Sie gut versorgt sind, bitten Sie Ihren Hausarzt um einen Labortest.

» Denken Sie auch an die Omega-3-Fettsäuren: Verzehren Sie täglich mindestens zwei Esslöffel hochwertiger Lein-, Leindotter-, Raps-, Walnuss- oder Hanföle – in Salatsoßen oder in den Joghurt gerührt. Reduzieren Sie den früher so stark empfohlenen Kaltwasserfisch so weit wie möglich wegen der bedrohten Fischbestände.

» Wenn Sie nicht völlig verzichten wollen, beschränken Sie sich auf maximal eine Portion Fleisch pro Woche. Kaufen Sie biologisch erzeugtes Fleisch. Helles Fleisch ist nicht nur für Ihre Gesundheit besser, es ist auch klimafreundlicher.

» Mit pflanzlicher Ernährung wird es Ihnen auch leichter fallen, Übergewicht zu vermeiden oder abzubauen. Übergewicht führt zu chronischen Erkrankungen wie Diabetes Typ 2 oder Herzleiden und es ist selbst ein klarer Risikofaktor, wie sich während der Covid-19-Pandemie gezeigt hat.

» Pflegen Sie die Bakterienkulturen im Darm: Essen Sie regelmäßig ballaststoffreiches Vollkornbrot und Vollkornreis, Quinoa, Bulgur und Haferflocken, aber auch Pellkartoffeln und Hülsenfrüchte. Joghurt, Kefir, saure Gurken, milchsauer vergorenes Gemüse wie zum Beispiel Sauerkraut oder Produkte auf Sojabasis wie Kimchi oder Miso fördern die guten Darmbakterien, auch alte Käse wie Parmesan, Gruyère und alter Cheddar, sowie Chicorée, Zwiebeln, Knoblauch, Spargel, Getreide, Artischocken und Bananen, alles sogenannte Prebiotika. Als »probiotisch« gekennzeichnete Milchprodukte mit Bakterienzusätzen enthalten oft nicht empfehlenswerte Zusatzstoffe und Zucker.

Anker 5: Die Natur suchen

Waldbaden, Spazierengehen und Laufen, Treppensteigen, Kaltreize

So viele Menschen wie während der Spitzenzeiten der Covid-19-Pandemie hat man selten in der Natur gesehen. Die Parks waren überfüllt, um stadtnahe Ausflugsgebiete gab es Debatten, wer sich dort überhaupt aufhalten dürfe. Besitzer von Wochenendhäusern kämpften um ihr Recht, diese aufzusuchen. Andere litten darunter, dass sie nicht mehr ans Meer oder in die Berge in den Urlaub fahren konnten. Die einen sehnten sich danach, endlich mal wieder mit anderen in einem Café oder in ihrer Stammkneipe sitzen zu können. Die anderen sehnten sich nach mehr Einsamkeit in der Natur.

Der Kontakt mit der Wildnis, sofern man in unseren Breiten überhaupt noch davon sprechen kann, wirkt auf viele Menschen entlastend: Er regt die Sinne an und beruhigt gleichzeitig das Nervensystem (siehe Seite 121). Auch wenn es nur ein Forst ist und längst kein Urwald mehr – intuitiv wenden wir uns der Natur zu. Der Umweltpsychologe Stephen Kaplan von der Universität Michigan erklärt das evolutionsgeschichtlich: Die Natur erlaube kein Aufmerksamkeitsdefizit, wie es in urbanen Gesellschaften immer häufiger werde. Unsere Vorfahren in der afrikanischen Savanne hätten solch mangelnde Konzentration nicht überlebt. Die Natur löse hingegen eine klare Fokussierung auf das Wesentliche aus, welche die zwar zahlreichen, aber letztlich für das Überleben unwichtigen Stressoren des Stadtlebens überschreiben könne. Manchmal reiche auch ein simpler Wechsel der Blickrichtung – auf ein Blumenbeet oder einen Baum.

Interessant ist auch die Faszination, welche in der ästhetischen Komplexität von Natur liegt – eine Wasseroberfläche, die von einer leichten Brise in endlos viele Wellenmuster zerlegt wird, oder die zerfurchte Rinde eines Baumes, in deren Zeichnung sich das Auge verliert, verändern unser Gehirn. Ich kannte einen schwer depressiven Mann, der, wenn alle seine Medikamente nichts mehr halfen, sich vor einen Baum setzte und dessen Rinde fixierte und so wenigstens Ruhe fand.

Bewegung in der Natur

Noch besser ist es natürlich, wenn wir uns in der Natur bewegen. Das kann eine Konfrontation sein, wie beim Bergsteigen, Mountainbiken oder Kanufahren, bei der Sie sich körperlich ausagieren. Es kann aber auch ein sanfteres Kennenlernen sein, ein achtsamer Spaziergang zum Beispiel, bei dem Sie sich gezielt auf die Schönheit Ihrer Umgebung konzentrieren oder das Lebendige: die Knospen junger Bäume, die Aktivität rund um Nistplätze oder die Faszination eines Ameisenhügels. Die Vorzüge des Waldbadens haben Sie ja bereits kennengelernt (siehe Seite 121).

Eine dritte Möglichkeit ist das dynamische Gehen, das physiologisch dem Joggen gar nicht so sehr unterlegen ist: Sie tanken dabei Vitamin D, der Kreislauf wird trainiert, Verspannungen lösen sich und das leichte Vibrieren beim Auftreten stärkt Ihre Knochen und Gelenke. Auch das Immunsystem wird vitaler. Eine Studie der Alumni der Harvard Medical School zeigte, dass jene Personen, die regelmäßig spazieren oder wandern gingen, mit einer um 23 Prozent geringeren Sterblichkeitsrate rechnen durften als die eher laufunlustige Vergleichsgruppe.

Wasser und Kaltreize

In den urbanen Gebieten sind Erholungsflächen leider seit Jahren rückläufig. Das ist auch deshalb bedenklich, weil im Zuge der Klimaerwärmung die dicht bebauten Städte Wärmeinseln bilden, die gesundheitlich belastend und mitunter sogar lebensbedrohend sein können. Schon Rasenflächen verbessern das. Sträucher und Schatten spendende hohe Bäume verstärken solche bioklimatischen Effekte, die Temperaturen sinken.

Ein Naturerlebnis kann man allerdings auch in der Badewanne haben, zum Beispiel mit morgendlichen kalten Güssen. Die Wassertherapien, die von Naturheilern wie Vincent Prießnitz und Sebastian Kneipp entwickelt wurden, setzten Temperaturreize zur »Abhärtung«, die früher in der Auseinandersetzung mit der Natur ganz normal waren und uns heute weitgehend verloren gegangen sind. Sie stoßen körperliche Selbstheilungsprozesse an und machen das Immunsystem fit. Sie stabilisieren dabei auch das vegetative Nervensystem. Mehr Spaß macht es natürlich, wenn Sie nicht auf die Badewanne angewiesen sind, sondern einen kleinen Garten haben und morgens barfuß durch das taunasse Gras laufen können. Barfußlaufen stimuliert das gesamte Nervensystem – auch auf Steinen oder im Schnee. Für besonders Empfindsame gibt es Barfußschuhe im Fachhandel, die man den ganzen Tag übertragen kann.

Folgendes hilft Ihnen, im Kontakt mit der Natur stärker zu werden:

» **Suchen Sie regelmäßig Berührung mit der Natur:** Gehen Sie wandern oder spazieren in einem Park oder Wald, pflegen Sie

Ihren Garten oder den Baum vor der Haustür. Richten Sie Ihren Arbeitsplatz so ein, dass Sie auf Grünes blicken. Besorgen Sie sich Topfpflanzen und gönnen Sie sich, wenn Sie nicht allergisch sind, öfter einen Blumenstrauß!

» **Bewegen Sie sich regelmäßig und am besten draußen!** Die physiologischen Parameter sind deutlich besser, wenn Sie sich durch die Natur bewegen als durch eine Stadtlandschaft. Sie können einen Schrittzähler verwenden – die berühmten 10 000 Schritte, die man täglich zurücklegen soll, sind nicht wissenschaftlich abgesichert, sondern eher ein Anhaltspunkt.

» **Spazieren, walken oder joggen?** Die Gesundheitswissenschaftler der Harvard Medical School empfehlen, täglich mindestens 30 Minuten lang schnell zu gehen oder 20 Minuten zu joggen. Die Belastung der Gelenke ist allerdings beim Joggen deutlich höher, ebenso das Verletzungsrisiko. Beim Gehen beträgt es nur bis zu 5 Prozent, beim Laufen bis zu 70 Prozent. Und wenn Sie wie empfohlen die Aufwärmphasen einhalten und hinterher ein Stretching machen, dann bringt das Joggen keinen echten Zeitgewinn, sondern eher nur Nachteile gegenüber dem raschen Gehen.

» **Treppen- (oder Berg-)steigen!** Nicht den Lift nehmen – in Pandemiezeiten sind einige Menschen dazu übergegangen, mehr Treppen zu steigen, um sich nicht in engen, schlecht belüfteten Räumen aufzuhalten – ein Co-Benefit der Pandemie sozusagen. Treppen bieten ein wunderbares Fitnesstraining, das man auch der körperlichen Verfassung anpassen kann (und muss, zum Beispiel, wenn Sie eine Herz-Kreislauf-Erkrankung haben). Selbst wenn Sie langsam gehen, verbrennen Sie dreimal so viele Kalorien wie beim schnellen Geradeausgehen. Acht Stockwerke täglich senkten in der Harvard Alumni Studie die Sterblichkeit um ein Drittel.

» **Wagen Sie sich ins kalte Wasser:** Führen Sie als morgendliches Ritual einen kalten Knieguss in Dusche oder Badewanne durch. Wenn körperlich nichts dagegen spricht (alle Kneipp-Anwendungen sollten mit dem Arzt besprochen werden), können Sie diesen dann Schritt für Schritt auf den ganzen Körper und auch das Gesicht ausweiten. Anleitungen dafür finden Sie zum Beispiel unter www.kneipp.com oder im Buchhandel.

Anker 6: Selbstmitgefühl lernen und praktizieren

Mindful Self-Compassion, Dankbarkeit, das Fass-Modell der Stress-Vulnerabilität

Wenn man in der Krise steckt, zum Beispiel krank ist oder sich vom Pech verfolgt fühlt, dann kann man sich selbst nicht leiden. Manche Menschen schämen sich dafür, dass sie sich als nicht voll funktionsfähig empfinden oder Hilfe benötigen. Sie vernachlässigen sich vielleicht oder isolieren sich zunehmend. So etwas sind reflexartige Reaktionen, Schutzmechanismen gegenüber Bedrohungen, die uns die Evolution mitgegeben hat. Sie sind für uns aber nicht hilfreich, sondern verschlimmern unsere Befindlichkeit eher.

Es gibt etwas, das in so einer Situation helfen kann: Selbstmitgefühl. Auf den ersten Blick wirkt dieser Begriff seltsam: Wir haben das nicht gelernt – uns in Momenten von Erschöpfung, Frust oder anderer starker Belastung uns selbst zuzuwenden, uns liebevoll zu umsorgen und uns Mut zu machen. Man kann das aber üben – wie wir das im Rahmen der Mind-Body-Medizin mit unseren Patientinnen und Patienten tun. Zum Beispiel, wenn diese Rückschläge in ihrem Heilungsprozess erfahren. Das kann daran liegen, dass sie anfangs hoch motiviert an der Behandlung teilnehmen, diszipliniert und offen für Neues sind. Die ersten Erfolge, die dann eintreten, können dazu verleiten, dass nun noch mehr geübt wird: Aus dem Wunsch, die Symptome zu lindern, wird nun die Hoffnung, sie ganz überwinden zu können. Dieses neue Ziel aber aktiviert einen Kampfreflex mit all seinen negativen körperlichen Reaktionen. Stress und die erhöhte Ausschüttung von Adrenalin und Kortisol können dann die Symptome wieder verschlechtern. Wenn man die Betroffenen dann nicht auffängt, indem man mit ihnen an diesen Fragen arbeitet, werden sie desillusioniert und geben entweder auf oder sie rennen, bildlich gesprochen, immer wieder gegen dieselbe Wand. Gespräche über ihre Bedürfnisse und Übungen hingegen können das natürliche Fürsorge-System des Körpers mit seinen positiven Botenstoffen wie Oxytocin und Endorphinen aktivieren.

Fallbeispiel Magenkrämpfe, Schlafstörungen, Panik: »Selbstliebe ist kein Egoismus!«

Die Mutter zweier schulpflichtiger Kinder hatte die typischen Probleme zu bewältigen wie viele Frauen in der Pandemie: der Mann im Homeoffice, die Kinder im Homeschooling, sie selbst in ihrem Job als Physiotherapeutin den ganzen Tag mit Maske und Face Shield geschützt und danach noch die Arbeit zu Hause erledigend. Die Tage wurden mehr und mehr zu einem Belastungstraining, die kleinen schönen Abwechslungen wie Yoga, Kino und Treffen mit Freunden fielen aus. In das Bemühen, alles richtig zu machen und Familie wie Patienten so weit wie möglich schützen zu wollen, machten sich plötzlich wachsende Unsicherheit und Versagensangst breit. Vor Magenschmerzen konnte die Patientin nachts nicht schlafen und fing um zwei Uhr nachts an zu bügeln. Panikattacken und Herzprobleme traten auf. Ein anaphylaktischer Schock, der sie mit lebensbedrohenden Symptomen in die Uniklinik brachte, verschlimmerte ihre Ängste. Doch die Ursachen ließen sich trotz breit gefächerter Diagnostik nicht finden. Diese Patientin profitierte besonders von Entspannungsübungen, autogenem Training und Bauchhypnose. Vor allem aber hat sie der Kurs in Selbstmitgefühl und der Austausch dazu mit anderen Patienten fasziniert: »Ich habe gelernt, dass ich erst mal gut zu mir sein muss, um für andere da zu sein. Selbstliebe ist kein Egoismus!«

Mindful Self-Compassion (MSC), also Selbstmitgefühl, lässt sich am besten in einer Gruppe und in einem Kurs lernen, aber es gibt auch Angebote online oder auf anderen Medien. Diese Technik oder besser gesagt Methode stärkt die Psyche und wirkt Angst entgegen, zeigen Metaanalysen. Bei Scheidungen, schweren oder belastenden Krankheiten oder auch anderen Krisen steigert das Selbstmitgefühl die emotionale Immunabwehr genauso wie die körperliche. Optimismus, Kreativität und Lebenszufriedenheit nehmen zu.

Warum sind wir so streng mit uns selbst?

Im Kern steht die Frage: »Was brauche ich wirklich, um mein unerfülltes Bedürfnis zu stillen? Was würde ich einem geliebten Menschen sagen, der in derselben Situation wäre? Kann ich mir selbst diese Worte schenken? Wenn wir in der Klinik in unseren Mind-Body-Medizin-Kursen diese Frage stellen, machen wir die Erfahrung, dass unsere Patienten in der Mehrheit ihren Freunden gegenüber sehr verständnisvoll und liebevoll reagieren, mit sich selbst hingegen kritisch und viel strenger sind. Manche haben sich selbst gegenüber eine schon fast gnadenlose Haltung. Warum fällt es uns oft leichter, anderen gegenüber mitfühlender und liebevoller zu sein als uns selbst?

Wenn in unserem Leben etwas schiefgeht, dann fühlt sich das erst mal nicht sehr schön an. Wir enttäuschen uns quasi selber, weil etwas nicht so funktioniert, wie es sein sollte und wir es uns gewünscht hätten. Je höher unsere Erwartungen an uns selbst sind und je mehr wir uns damit identifizieren, umso bedrohlicher fühlt sich das an. Unser Immunsystem reagiert negativ auf diesen Stress.

Das erwähnte Gedankenspiel mit der besten Freundin oder dem besten Freund löst bei vielen Menschen ein echtes »Aha«-Erlebnis aus. Wie wenige von ihnen wären von alleine auf die Idee gekommen, sich ein warmes Bad zu gönnen oder eine schöne Musik aufzulegen, vielleicht aber auch eine lange fällige Entscheidung zu treffen? Immerhin reicht das Selbstmitgefühl aus, um zum Beispiel die Ausschüttung des Stresshormons Kortisol zu verringern oder die Herzfrequenzvariabilität zu verbessern. Bei Diabetespatienten sank im Experiment der Blutzuckerwert. Besonders wichtig ist Selbstmitgefühl für Menschen, die andere pflegen oder betreuen. »Neurowissenschaftliche Studien haben gezeigt«, so die MSC-Expertin Christine Brähler, »dass Mitgefühl ein energiegebender Zustand ist, der Fürsorgetragende gegen Burn-out schützen kann.«

Wichtig ist, dass wir verstehen, warum wir so unzufrieden sind oder uns so krank fühlen, denn erst dann können wir den – seelischen oder körperlichen – Schmerz anerkennen und verstehen, wie menschlich unser Verhalten ist. Denn oft sind die eigentlichen Ursachen zugedeckt oder können oberflächlich kompensiert werden. In der Pandemie ist das an unserer Klinik besonders deutlich geworden.

Fallbeispiel Überlastung: »Ich hatte doch alles im Griff!«

Eine Krankenschwester, die zu uns mit extrem belastenden Panikattacken, Schmerzen und Verdauungsstörungen kam, berichtete, dass sie aufgrund einer überstandenen Krebserkrankung immer wieder unter Ängsten gelitten habe und auch unter wiederkehrenden Rückenschmerzen und Magen-Darm-Beschwerden. Dann wechselte sie den Job, was an vielen Fronten Erleichterung brachte. Doch dann kam Corona, und ihr Arbeitsplatz in der Klinik rückte plötzlich in den Mittelpunkt des Geschehens. Die Beschwerden kehrten zurück, obwohl die medizinischen Parameter fast alle unauffällig waren, die Fachärzte keinen Befund feststellen konnten. Nach ihrer Ankunft in unserer Klinik sagte sie verzweifelt: »Ich kann nicht verstehen, warum ich nun hier bin. Es geht mir so schlecht, dabei habe ich so vieles versucht! Ich hatte doch alles im Griff?«

Die Patientin erkannte erst in Gesprächen in der psychosomatischen Abteilung unserer Klinik, wie stark die Angst sie bereits wieder im

Griff hatte: »Ich habe das gar nicht erkannt – man will doch stark sein.« Doch heute sagt sie: »Ich weiß jetzt, was ich falsch gemacht habe.« Profitiert hat sie nach eigenen Aussagen vor allem von Qigong, Akupunktur und Darmmassagen, zu denen sie angeleitet wurde. »Das ist so was Wunderbares! Mein Bauch ist viel weicher. Aber das hatte mir in 17 Jahren Krankheitsgeschichte noch nie jemand gezeigt, wie ich mir selbst helfen kann.«

Am Beispiel dieser Patientin wird deutlich: Das dünne Eis, das über ihren Beschwerden gelegen war, hatte das Trauma der Pandemie zerbrochen. Dieses Vulnerabilitäts-Stress-Modell lässt sich gut mit dem Bild eines Fasses erklären.

Das Sorgen-Fass – ein Modell der Vulnerabilität

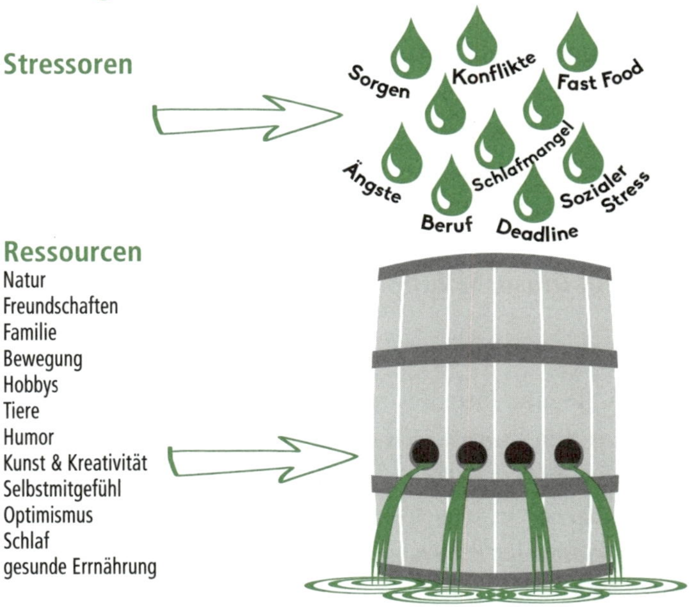

Jeder Tag bringt viele Belastungen, die sich wie in einem Fass ansammeln. Unsere individuellen Ressourcen entlasten uns und sorgen dafür, dass das Fass nicht überläuft. © Frida Deborah Pithan

Ein Fass (als Metapher für unseren Körper und unsere Psyche) kann nur ein begrenztes Volumen an Wasser aufnehmen. Manche Menschen halten mehr, andere weniger Stress aus, das ist teilweise angeboren, teilweise in früher Kindheit gelernt – das bestimmt ihr jeweiliges Fass-Volumen. Die belastenden persönlichen Lebensereignisse, Alltagsbelastungen und Lebensumstände laufen aus unterschiedlichsten Quellen in das Fass hinein. Wenn zu viele Stressoren auf einmal zusammenkommen, läuft das Gefäß über: Wir werden körperlich oder psychisch krank. Das ist ein Warnsignal des Körpers, der sagt: »Jetzt ist es genug! Kümmere dich mal um mich.« Jedes Fass hat aber auch Spundlöcher, aus denen man Wasser ablassen kann. Diese Ventile regeln unseren Stresspegel – es sind Ressourcen wie stützende soziale Kontakte, Sport oder eine optimistische Sicht auf das Leben. Diese positiven Verstärker lösen gute Gefühle aus und neutralisieren damit die Stresshormone im Körper. Die Corona-Pandemie aber hat bei vielen Menschen den Zugang zu diesen so wichtigen Ventilen, positiven Verstärkern, unmöglich gemacht und das Fass so zum Überlaufen gebracht. Selbstmitgefühl hat im Übrigen nichts mit Selbstmitleid zu tun. Ganz im Gegenteil: Selbstmitgefühl hilft, erst gar nicht ins Selbstmitleid zu verfallen.

Folgendes hilft Ihnen, Selbstmitgefühl in positive Gefühle umzusetzen:

» **Schreiben Sie eine Liste der hilfreichen Dinge** oder Vorhaben, die Ihnen guttun würden. Was davon ließe sich realisieren?

» **Stellen Sie sich Ihre beste Freundin, Ihren besten Freund vor:** Wäre er oder sie in derselben Lage wie Sie im Moment? Was würden Sie ihr oder ihm raten? Können Sie sich selbst dasselbe zugestehen?

» **Kümmern Sie sich aktiv um Ihnen wichtige Freundschaften.** Ohne persönliches Engagement bleiben viele nicht bestehen. Pflegen Sie soziale Kontakte, wenn es nicht anders geht, auch online oder per Telefon.

- **Wärmen Sie sich selbst.** Nehmen Sie in emotionalen Krisen ein warmes Bad oder massieren Sie Ihren Körper mit wärmenden Ölen. Körperliche Wärme kann zumindest teilweise seelische Wärme ersetzen.
- **Halten Sie ein Haustier,** das Ihnen Zuneigung schenkt (aber denken Sie daran, dass es auch umgekehrt Zuwendung von Ihnen benötigt und eine große Verantwortung bedeutet).
- **Beschäftigen Sie sich mit der Mindful Self-Compassion,** am besten im Rahmen eines Kurses oder einer anderen Gruppe.

Anker 7: Sich neu organisieren

Decluttering, Mindmapping, innere und äußere Ordnung

Ihr privates Umfeld beeinflusst Ihr Wohlbefinden, psychisch, körperlich und auch, was Ihren Energie- und Zeithaushalt betrifft. Schaffen Sie sich also eine Umgebung, wo Sie sich wohlfühlen – auch das zählt in gewisser Weise zum Selbstmitgefühl, das wir eben beschrieben hatten. »Decluttering« – der englische Terminus meint mehr als das deutsche »Aufräumen« und anderes als unser »Entrümpeln« und lässt sich deshalb nicht so leicht ins Deutsche übertragen. Decluttering bezeichnet einen Prozess, der Raum und Klarheit schafft und allein dadurch zu neuer Energie verhilft. Denn gerade unsere Wohlstandsgesellschaft müllt sich und die Welt mit Konsumgütern zu, die vielen Menschen ein schlechtes Gewissen machen, weil sie eigentlich überflüssig sind. Das aber verursacht Stress.

Ordnung als Gesundheitsfaktor

Sie kennen vielleicht dieses unglaublich gute Gefühl, wenn Sie beherzt etwas wegwerfen, für das sie beim besten Willen keine weitere Verwertung mehr finden konnten. Doch wie selten erleben Sie das?

Lieber schieben Sie Ihre Dinge von einer Ecke in die andere und sind ab und zu überrascht, was Ihnen zufällig in den Tiefen ihrer Schränke und Kellerabteile noch in die Hand fällt.

Äußere Ordnung führt zu innerer Ordnung, betont die Mind-Body-Medizinerin Eva Selhub in ihrem neuen Buch *Resilience for Dummies* (Resilienz für Dummköpfe) und hat deshalb dem Decluttering ein eigenes Kapitel gewidmet. Nicht zuletzt deshalb, weil sich in einer Studie zeigte, dass besonders bei Frauen, die unzufrieden über ihren Haushalt sind, der Spiegel der Stresshormone deutlich erhöht ist. Unordnung verleiht aber auch Männern das Gefühl, überfordert zu sein. Man verliert viel Zeit mit Suchen, ist schnell abgelenkt von Dingen, die im Weg liegen, konzentriert sich schwerer.

Manche Menschen schämen sich ihrer Unordnung, laden keine Freunde oder Kollegen mehr ein und verkriechen sich in ihrer Wohnung, die höhlenartig von allen Seiten »zuwächst«. Sie vernachlässigen sich selbst, essen unregelmäßig und wenig Gesundes. Amerikanischen Studien nach haben Menschen, die in besonders unordentlichen Haushalten leben, ein 77 Prozent höheres Risiko für Übergewicht. Viele Betroffene neigen zum stressreichen Aufschieben (Prokrastination). Ihre Fähigkeit, soziale Beziehungen einzugehen, nimmt ab. Im Extremfall entwickeln sie ein zwanghaftes »Messie«-Syndrom – allein die Vorstellung, sich von Dingen trennen zu müssen, ruft bei ihnen Angstzustände und Aggression hervor. Umgekehrt führt das Ordnen seines Lebens, zeigen Neurowissenschaftler, zu besserem Fokussieren und besserer Informationsverarbeitung im Gehirn, auch zu mehr Produktivität. Man schläft besser.

Es liegt auf der Hand, dass Ordnung und psychische wie auch körperliche Funktionen einander gegenseitig bedingen. Nicht immer ist die Unordnung die Ursache von Problemen, sie kann auch die Folge davon sein. Und selbstverständlich gibt es kein Patentrezept für »gesunde« Ordnung, sondern sehr viele individuell unterschiedliche Vorstellungen von dem, was man als schön und angenehm empfindet. Schwierig wird es dann, wenn sich mangelndes Selbstwertgefühl, körperliche Stressreaktionen und ein chaotisches Umfeld paaren. Da kann Aufräumen und Ordnungschaffen eine niedrigschwellige, quasi verhaltenstherapeutische Intervention darstellen, die es sich auszuprobieren lohnt.

Folgendes verhilft Ihnen zur inneren und äußeren Ordnung:

» Führen Sie eine Art Logbuch: Schaffen Sie sich ein kleines Buch an, das nicht zu schwer ist und das Sie gerne in die Hand nehmen. In dem notieren Sie Gedanken, Wünsche, Probleme, sammeln vielleicht Eindrücke, zeichnen oder krakeln auch nur herum, wenn Sie das gerade brauchen. Notieren Sie sich das Datum, falls Sie später etwas nachsehen möchten.

» Machen Sie sich To-do-Listen: eine große, auf der Sie alles sammeln, was Ihnen zwischendurch einfällt, und wenn Sie dann Zeit haben, können Sie das Notierte auf mehrere Liste verteilen, entweder nach Datum geordnet, bis wann was unbedingt erledigt sein muss, oder nach Aufgaben wie »Einkaufen«, »Anrufen« und so weiter.

» Sie lernen, Ihre eigene Zeit besser einzuschätzen und dadurch entspannter in den Tag zu gehen, wenn Sie sich morgens beim Frühstück einen kleinen Tagesplan mit Uhrzeiten machen. Je näher Ihr Plan der Realität kommt, desto besser wird Ihr Zeitgefühl, und irgendwann brauchen Sie den Stundenplan nicht mehr.

» Wenn Sie das Gefühl haben, Ihr Leben steht kopf und Sie suchen nach Orientierung: Probieren Sie Klärung mit einer Mind-Map! Die geht so: Sie zeichnen oder heften ein Symbol oder Bild in die Mitte eines Blattes Papier. Es kann auch ein Wort sein, aber Bilder wecken stärkere Assoziationen. Zum Beispiel ein Familienfoto, wenn es (auch) um ihr Privatleben geht. Dann schreiben Sie Themen, die Ihnen dazu einfallen, auf organisch gebogene Linien in einigem Abstand rundherum, zum Beispiel »Zeit«, »Arbeit«,

»Haushalt«, »Überforderung« und so weiter. Aus diesen »Ästen« sprießen kleinere Zweige mit Unterthemen, die sich sogar noch weiter auffächern können. Die Methode setzt Assoziationen frei und aktiviert beide Gehirnhälften. Sie können damit Planungen machen, Probleme lösen oder Ideen suchen. Wenn Sie keine Scheu haben, mit Software zu arbeiten: Es gibt kostenlose Mind-Map-Vorlagen im Internet.

» **Nehmen Sie sich regelmäßig Zeit zum »Ausmisten«.** Besorgen Sie sich mehrere Kartons und teilen Sie Ihre Sachen zum Beispiel in »Verschenken«, »Spenden«, »Reparatur« und »Müll/Sondermüll« auf. Achten Sie aber darauf, dass Sie die Kisten baldmöglichst ihrer Bestimmung zuführen.

» **Achten Sie auf Licht und Luft** in Ihrer Wohnung oder in Ihrem Büro. Verwenden Sie Holz als Material – wie wir gesehen haben, wirkt es positiv auf Ihre Psyche (siehe Seite 124). Hängen oder stellen Sie Kunst auf. Pflegen Sie Grünpflanzen – sie sind angenehm fürs Auge, reinigen die Raumluft und außerdem rhythmisieren sie den Tag (gießen!).

Anker 8: Wo anfangen? Im Hier und Jetzt!

Ein kleines Übungsset aus der Mind-Body-Medizin

Jetzt haben Sie viele Hintergrundinformationen erhalten, Fallbeispiele gehört und einiges erfahren, was unsere tägliche Arbeit mit Patientinnen und Patienten ausmacht. Was aber können Sie für Schlüsse daraus ziehen – für Ihren Alltag, für Ihr Leben und auch für den weiteren Umgang mit Covid-19, dem Virus, das uns sicher so schnell nicht verlassen wird? Wie können Sie sich wappnen, wo fangen Sie an?

Aus der Mind-Body-Medizin wissen wir, wie wichtig es ist, Erfahrungen zu machen, um sein Leben zu verändern, deshalb möchte ich Sie anregen, dieses kleine Übungsset auszuprobieren, das viele der bisherigen Punkte aufgreift und dazu konkrete Einstiegshilfen durch Übungen gibt. Zusammengestellt hat es unsere Ordnungstherapeutin Christiane Pithan.

Der eigene beste Freund, die eigene beste Freundin sein

Ihrer besten Freundin (nehmen wir an, es sei eine Frau, ansonsten stellen Sie sich natürlich einen Freund vor) geht es schlecht. Sie erzählt Ihnen von einer ungerechten Arbeitssituation, in der sie ihr Bestes gegeben habe, aber dennoch wurde ihre Leistung missachtet und die Arbeitssituation verschlechterte sich zusehends. Zusätzlich ist die Stimmung zu Hause mit dem Ehepartner und der pubertierenden Tochter sehr angespannt, und Ihre Freundin weiß nicht mehr weiter.

» Was sagen Sie zu Ihrer Freundin und in welchem Ton?
» Was tun Sie? Trösten? Umarmen? Zuspruch geben?

Nun stellen Sie sich vor, Sie seien selbst in der gleichen Situation. Ungesehene Leistung in der Arbeit und echter emotionaler Stress zu Hause.

» Wie gehen Sie normalerweise mit sich selber um?
» Was sagen Sie zu sich selbst und in welchem Ton sprechen Sie mit sich selbst?
» Fragen Sie sich dauernd nach dem Warum?
» Haben Sie einen Unterschied festgestellt? Wenn ja, welchen?

Haben Sie sich schon mal bewusst dabei beobachtet, wie Sie mit sich selbst reden und mit sich selbst umgehen, wenn es Ihnen schlecht geht? Begegnen Sie sich mit Verständnis, wenn es Ihnen nicht gut geht? Gönnen Sie sich selbst Auszeiten und Freiräume, damit Ihre Seele wieder etwas Luft holen kann? Wie gehen Sie mit sich selber um, wenn Sie denken, wieder mal etwas falsch gemacht zu haben, nicht genug zu sein oder mit einer Krise nicht adäquat umgehen zu können? Am besten ist es, Sie schreiben die Antworten auf ein Blatt Papier.

Fragen Sie sich in solchen Situationen, ob sie nicht auch Verständnis und Wertschätzung für sich selber empfinden könnten. Das klingt banal, ist aber gar nicht so einfach. Unser Gehirn ist so aufgebaut, dass es in Stresssituationen das Problem erkennen und lösen will – und keine Zeit hat für Selbstmitgefühl. Deshalb müssen wir diese heilsame Freundlichkeit zu uns selbst üben. Körperliche Wärme, beruhigende Berührungen, ein liebevoller Gesichtsausdruck und eine sanfte Stimmfärbung auch uns selbst gegenüber aktivieren unser Fürsorgesystem. Probieren Sie auch das aus!

Atmen gegen Stress

Die meisten von uns atmen zu flach, das reduziert die Aufnahme von Sauerstoff und engt uns ein. »Minis« sind Übungen, die die Atmung benutzen, um körperliche Spannung zu reduzieren. Man kann sie mit offenen oder geschlossenen Augen üben, an jedem Ort, zu jeder Zeit – an der Ampel, beim Zahnarzt, in der Straßenbahn. Versuchen Sie es:

Atmen Sie bewusst tief in den Bauch ein. Er sollte sich bei der Einatmung wölben und beim Ausatmen zurücksinken. Wenn es im Sitzen noch nicht so recht klappt, dann versuchen Sie es zuerst im Liegen. Legen Sie ruhig die Hände auf den Bauch, um die Bewegung zu spüren. Zählen Sie langsam rückwärts von zehn bis null – bei jedem Ausatmen eine Zahl. Spüren Sie bei null nach, wie es Ihnen gerade geht. Bei Bedarf wiederholen.

Das Ritual der Glücksmomente

Positive Gefühle und Gedanken verstärken im Gehirn diejenigen Strukturen, die für die emotionale Wahrnehmung glücklicher Momente verantwortlich sind. Deshalb ist die kontinuierliche Übung des »Rituals der Glücksmomente« wichtig. Sie sollten sie über einen längeren Zeitraum beibehalten:

Fragen Sie sich: Was hat mich heute glücklich gemacht? Was war ein kleiner, aber besonderer Moment? Eine Umarmung, ein Lächeln eines fremden Menschen? Ein Vogel im Garten? Sonnenuntergang beim Spaziergang?

Diese Momente können sehr klein und kurz sein, wenn wir nicht achtsam sind, entgehen sie unserer Aufmerksamkeit. Schenken Sie ihnen deshalb Aufmerksamkeit, Raum und Ausdruck, indem Sie jeden Abend drei Dinge erinnern und diese aufschreiben.

Versteckte Pausen nutzen

Sich in dieser hektischen Welt zurückzuziehen, ist etwas sehr Kostbares, und nicht immer bietet der Alltag eine Möglichkeit dazu. Dennoch verstecken sich in jedem Tagesablauf Pausen, die Sie an einem Tag in dieser Woche konsequent aufspüren sollen.

Da sind zum Beispiel das Warten an der Kasse im Supermarkt oder auf der Post, an der roten Ampel, beim Umsteigen in der U-Bahn. Lenken Sie in diesen Pausen die Aufmerksamkeit auf ihren Atem, zelebrieren Sie den Moment der Untätigkeit und sei er noch so kurz. Er ist ein Geschenk nur für Sie alleine.

Rückbesinnung auf Erfolgreiches

Erinnern Sie sich in einer ruhigen Stunde an Wohlfühlmomente, insbesondere solche, die Ihnen über Krisen oder schwierige Situationen hinweggeholfen haben. Das könnte – je nach Mentalität und Charakter – sein: ein interessantes Buch lesen, Musik oder Radio (nicht Nachrichten!) hören, auch Podcasts oder Hörspiele, fantasievoll kochen, mit Kindern spielen, Blumen aufstellen, zu Hause aufräumen und eventuell sogar putzen, kreativ werden, etwa malen oder handwerken. Machen Sie sich eine Liste und hängen Sie diese über Ihren Schreibtisch oder an den Kühlschrank. So können Sie schnell darauf zurückgreifen, wenn es Ihnen einmal nicht so gut geht.

Gegen Depressionen und Ängste hilft ein warmes Bad, das Sie gut mit Düften kombinieren können (Lavendel hat nachgewiesenermaßen einen Angst mindernden Effekt, auch Rosenöl hilft sehr gut).

Beim Gehen meditieren (nach Christopher Germer)

Wenn Sie Schwierigkeiten haben, sich zu beruhigen, weil Sie einer besonderen emotionalen Belastung standhalten müssen, ist dies eine wunderbare Übung. Sie lenkt Ihre Aufmerksamkeit weg von der Aufregung und hin zu Körperempfindungen:

Wenn Sie mögen, ziehen Sie Ihre Schuhe (und vielleicht auch die Socken) aus, am besten geht die Übung barfuß. Richten Sie Ihre Wirbelsäule auf und richten Sie Ihre Aufmerksamkeit auf die Fußsohlen. Machen Sie kleine, kreisende Bewegungen mit ihren Knien und spüren Sie, wie sich die Empfindungen in den Fußsohlen dabei verändern. Wenn die Gedanken abschweifen, kehren Sie immer wieder zu Ihren Sohlen zurück.

Dann fangen Sie an, langsam und bewusst zu gehen: Achten Sie auf die Empfindungen, während Sie den Fuß anheben, nach vorne bewegen und wieder absetzen. Stellen Sie sich vor, Sie würden zum allerersten Mal in Ihrem Leben laufen und deshalb jedes Detail wahrnehmen. Vielleicht werden Sie sich dabei bewusst, wie klein die Auflagefläche Ihrer Füße ist und wie diese trotzdem den Körper voranträgt. Versuchen Sie, sich den Füßen mit Wertschätzung oder Dankbarkeit zuzuwenden. Wenn Sie das geschafft haben, beenden Sie die Meditation.

Wahrnehmen, was ist

Wenn wir die Realität des gegenwärtigen Augenblicks akzeptieren, macht uns das die Tatsache bewusst, dass unser Leben aus einer Folge von Augenblicken besteht. Meistens bewegen wir uns gedanklich in der Vergangenheit oder in der Zukunft, doch es geht um genau diesen Moment. Wenn wir jetzt nicht völlig gegenwärtig sind, so übersehen wir nicht nur das, was in unserem Leben am wertvollsten ist, sondern wir erkennen auch nicht den Reichtum und die Tiefe unserer Möglichkeiten, zu wachsen und uns zu verändern.

Was tun Sie gerade? Nehmen Sie das wahr, völlig unabhängig davon, was es gerade ist? Sind Sie irgendwo angespannt? Atmen Sie langsam oder schnell? Tief oder oberflächlich? Was hören Ihre Ohren? Wohin richtet sich Ihr Blick? Schließen Sie für einige Sekunden Ihre Augen und nehmen Sie atmend wahr, was Sie in diesem Moment spüren. Wenn Sie die Augen wieder öffnen, lauschen Sie in sich hinein. Was ist Ihnen aufgefallen? Hat sich etwas verändert?

Achtsamkeit bedeutet, bewusst im gegenwärtigen Augenblick zu leben, ohne diesen zu bewerten. Achtsamkeitsübungen lassen sich überall praktizieren, auch bei Alltagstätigkeiten. Mit der Zeit wird es Ihnen durch regelmäßiges Üben immer leichter fallen, Ihr Gedankenkarussell für einen Moment zu stoppen und dadurch weniger gestresst zu sein und sich in Ihrem Alltag mehr und mehr auf das zu besinnen, was gerade wichtig ist.

Negative Gedanken ersetzen

Überlegen Sie, ob und wann Sie Gedanken haben, die Sie als belastend erleben, die Ihr Stresslevel weiter erhöhen und auch ansonsten nicht hilfreich sind. Häufig sind das wiederkehrende negative Gedanken, zum Beispiel »Mein Leben wird nie wieder so sein, wie es war.« Oder: »Ich habe Angst, dass ihm etwas zustößt!« Dann suchen Sie nach einem positiven Gegen-Satz wie etwa »Ich habe jetzt die Chance, Dinge zu verändern« oder »Jetzt geht es ihm gut«.

Das Herz synchronisieren

Die Heart *Coherence™ Technique®* des HeartMath Institute hilft, Stresserlebnisse ganz spontan und aus dem Moment heraus abzuschwächen. Besonders wenn sich negative Gedanken einschleichen oder ein ängstliches Gefühl Ihren Brustkorb zusammenzieht, dann können Sie diese Methode anwenden, egal in welcher Situation. Sie ist hochwirksam und senkt Stress sofort.

Es ist egal, ob Sie bei dieser Übung stehen, liegen oder sitzen. Finden Sie einfach einen Ort, an dem Sie ungestört sein können. Bringen

Sie nun Ihre Aufmerksamkeit in die Region Ihres Herzens. Stellen Sie sich vor, dass Ihr Atem durch Ihr Herz oder Ihren Brustkorb ein und aus fließt. Versuchen Sie, tiefer und langsamer zu atmen als sonst.

Aktivieren Sie nun ein positives Gefühl: Holen Sie eine Situation oder Person in Ihre Erinnerung zurück, mit der Sie ein warmes Gefühl verbindet. Dieses positive Erlebnis halten Sie für zwei, drei Minuten in Ihrem Bewusstsein. Nehmen Sie wahr, wie sich dabei Ihre Energie verändert und Ihr Herz sich öffnet. Atmen Sie noch einige Atemzüge weiter und kehren Sie dann erfrischt und mit einer anderen, entspannteren Herzfrequenz zu Ihren Alltagstätigkeiten zurück.

Dankbar sein

Dankbarkeit in jeder Situation unseres Lebens zu entwickeln ist eine unserer stärksten Waffen gegen die Belastungen der Seele. Dabei geht es nicht um Freude über eine kurzfristige Belohnung. Es geht um Dankbarkeit als Haltung gegenüber dem Leben. Eine Achtsamkeitsmeditation hilft, sich darauf zu besinnen:

» Sie können dabei sitzen, stehen oder liegen. Richten Sie Ihre Wirbelsäule auf und entspannen Sie Ihre Schultern. Lenken Sie Ihre Aufmerksamkeit auf den Atem. Beim Einatmen können Sie spüren, wie die Luft in den Körper einströmt und sich dort ausdehnt. Beim Ausatmen spüren Sie, wie die Luft wieder den Körper verlässt.
» Legen Sie die Hände auf den Bauch oder eine auf den Brustkorb. Spüren Sie die Welle, die der Atem in Ihrem Körper erzeugt. Tauchen Gedanken auf, so ist das ganz normal. Nehmen Sie es wahr, ohne sich in Ihren Gedanken zu verlieren. Lassen Sie diese wie Wolken am Himmel vorbeiziehen und kehren Sie immer wieder aufs Neue zu Ihrem Atem zurück.
» Verbinden Sie sich in Gedanken mit Ihrem Herzen und danken Sie ihm, dass es unermüdlich für Sie schlägt.

» Erinnern Sie sich jetzt an einen Menschen, dem Sie besonders dankbar sind. Bedanken Sie sich bei ihm oder ihr, dass diese Person in Ihrem Leben ist. Stellen Sie sich die Dankbarkeit wie ein strahlend weißes Licht vor und lassen Sie dieses in Ihr Herz fließen.
» Erinnern Sie sich an eine Entscheidung, die Sie getroffen haben und für die Sie dankbar sind. Denken Sie auch an eine Erfahrung, die Sie nicht missen möchten. Behalten Sie die Dankbarkeit für all diese Dinge in Ihrem Herzen.
» Beenden Sie diese Meditation mit einem tiefen Atemzug. Bewegen und strecken Sie sich und fragen Sie sich, wie Sie die Meditation erlebt haben. Wie fühlt sich Ihr Körper an? Wie Ihr Geist? Dann atmen Sie noch dreimal tief ein und aus.

Sich verbinden

Verbundenheit funktioniert in beide Richtungen – Verbundenheit mit sich selbst wie auch Verbundenheit mit anderen. Die Fähigkeit, mit sich selbst liebevoll und ohne kritische Wertung umzugehen, ermöglicht Ihnen, auch anderen auf diese Weise zu begegnen. Das ist wichtig für Ihre seelische Ausgeglichenheit.

Beziehungsnetze wahrnehmen

In einer anderen Übung geht es um die Verbindungen zu Ihnen vertrauten Menschen. Stellen Sie sich Ihr soziales Netz vor. Dabei geht es nicht um die Zahl, sondern um die Qualität Ihrer Beziehungen. Es gibt Menschen, die viele andere kennen und die sich trotzdem einsam und nicht aufgehoben fühlen. Andere leben alleine und sind damit sehr zufrieden und glücklich. Und es gibt Beziehungen, die nach außen sehr eng und verbunden aussehen, aber bei genauer Betrachtung eine ziemliche Belastung für die Beteiligten darstellen. Es lohnt sich, sich aus der Perspektive der Förderung der Selbstheilungskräfte das soziale Netz anzusehen und sich zu verdeutlichen, wo dessen

Stärken und Schwachstellen liegen. Vielleicht hilft Ihnen diese Reflexion, darüber auch miteinander ins Gespräch zu kommen.

Zeichnen Sie dazu Ihre Beziehungen auf ein Blatt Papier: Malen Sie einen großen Punkt oder ein Symbol in die Mitte, das sind Sie selbst. Dann zeichnen Sie die Menschen, die Ihnen nahe sind, auf Post-its (kleine Zettel mit Klebehaftung) und heften sie in einem intuitiv gewählten Abstand dazu. Prüfen Sie: Stimmen die Abstände? Vielleicht haben Sie den Wunsch, bestimmte Menschen näher an sich heranzuholen und mehr Zeit mit Ihnen zu verbringen? Fragen Sie sich: Gibt es auch Menschen, die Sie belasten, die ihnen nicht guttun? Schieben Sie diese weiter an den Rand und betrachten Ihr soziales Netz erneut.

Es kann aufschlussreich für Sie sein, Pfeile in beide Richtungen – von Ihnen zu einer Person auf dem Papier und umgekehrt – zu zeichnen. Auch die Dicke der Pfeile kann variieren. Dies kann Ihnen verdeutlichen, wie viel Energie Sie für eine Beziehung aufwenden und wie viel Zuwendung Sie von der anderen Person empfangen können.

Danksagung

Und wo bleibt das Positive? Was der Schriftsteller Erich Kästner 1930 in einem Gedicht schrieb, das kam mir in den Sinn, als die Pandemie ihren Lauf nahm. Welche Chance hat die Naturheilkunde angesichts solcher Vehemenz? Jede Menge Chancen, stellte sich mit der Zeit heraus! Denn das, was als Resilienz plötzlich in aller Munde war – ein gesundes körperliches und seelisches Beharrungsvermögen, das sich so schnell nicht unterkriegen lässt –, pflegt die Naturheilkunde seit vielen Hundert Jahren, andere traditionelle Heilkunden noch viel länger. Also haben mein Team und ich versucht, unsere eigenen Stärken als naturheilkundliche Mediziner nochmals explizit herauszukehren und frisch aufzupolieren – ohne zu sagen, wir hätten es ja schon immer gewusst. Zum Beispiel, dass unser Lebensstil in die falsche Richtung läuft und chronische Krankheiten produziert, die nicht nur Lebensqualität nehmen, sondern auch klare Risikofaktoren für Infektionskrankheiten wie Covid-19 sind.

Unser Lebensstil ist es aber auch, der diesen Planeten krank macht. Mein Verständnis für die Zusammenhänge zwischen Entwurzelung und den gesundheitlichen Folgen der Klimakrise entstand zuallererst in unserer Familie in Diskussionen mit meiner Frau, Karin von Kleist-Dobos, und vor allem mit unseren beiden erwachsenen Töchtern, der Kinderärztin Dr. Aniko Dobos und der Psychologin Marika Dobos. Marika danke ich besonders für die aktive Mitarbeit am Buch, insbesondere für ihre psychologische Expertise und für das kritische Gegenlesen.

Der jüngeren Generation, die mit den massiven Folgen der Erderwärmung zurechtkommen muss, gehört auch Frau Dr. Kristin Hünninghaus an, eine sehr engagierte Ärztin, die künftig an meinem neu errichteten Zentrum für Naturheilkunde und Integrative Medizin an der Universitätsklinik Duisburg-Essen zum Thema Ernährung und Nachhaltigkeit forschen wird. Mit ihr haben wir lebhafte Debatten über die im vorliegenden Buch beschriebene klimafreundliche »Planetary Health Diet« geführt.

Mut machen auch Visionen der klimaneutralen Klinik, wie sie der Ärztliche Direktor der Universitätsmedizin Essen (UME), Prof. Jochen A. Werner, gerade in seinem Haus implementiert.

Entscheidende Impulse für die gesamte Thematik gaben Dr. Martin Herrmann mit der von ihm ins Leben gerufenen Initiative Deutsche Allianz Klimawandel und Gesundheit (KLUG), aber auch Dr. Eckart von Hirschhausens Engagement, auf seine Art einer der besten »Gesundheitsberater«, die ich kenne, und immer eine Quelle der Inspiration.

In meinem Team haben sich besonders intensiv an der Diskussion beteiligt: Sonja Wrubel, Christiane Pithan und ihre Tochter Frida, unser Forschungsleiter Privatdozent Dr. Holger Cramer und Frau Dr. Anna Paul, meine wichtige Diskussionspartnerin für neue Ideen rund um das Thema Gesundheit und Nachhaltigkeit, die es immer wieder auf faszinierende Weise schafft, uraltes Wissen in ein modernes Gesundheitssystem zu integrieren. Doch auch allen anderen in meiner Klinik gilt mein besonderer Dank – es ist wunderbar, in und mit so einem motivierten und kompetenten Team zu arbeiten. Aus der Ferne ein Gruß an Eva Selhub MD, langjährige Freundin unserer

Familie und Mind-Body-Medizinerin in Boston. Sie arbeitet an vielen unserer Themen und ist immer wieder Inspiration. Danke auch an die beiden Geschäftsführer von Kianava, Saman Hashemian und Kian Pariwar, für ihren Mut, die Gedanken und das Konzept der Naturheilkunde und Mind-Body-Medizin telemedizinisch umzusetzen.

Mein Dank gilt auch Jens Schadendorf, der mir wie immer mit seiner langjährigen Erfahrung kreativ und verlässlich beratend zur Seite stand.

Last but not least – mein allergrößter Dank gilt meiner Co-Autorin Dr. Petra Thorbrietz, die nicht nur stets die richtigen Worte findet, sondern sich auch inzwischen so gut in der Naturheilkunde auskennt, dass sie eine Sparring-Partnerin für neue Ideen geworden ist.

Nicht zuletzt lernen wir täglich Neues von unseren Patienten und Patientinnen – einige von ihnen haben auch für dieses Buch zugestimmt, dass wir ihre Geschichte anonymisiert erzählen dürfen. Ihnen, stellvertretend für alle weiteren, herzlichen Dank für ihr Vertrauen.

Literatur

Einleitung: Raus aus der Krise – rein in das Neue

Kuhlmann-Richter E: »Public Health: Die unterschätzte Disziplin«. In: *Deutsches Ärzteblatt* 2015; 112(26): A-1172 / B-979 / C-951

Marburger Bund (Hg.): *Jede dritte Arztstelle in Gesundheitsämtern nicht besetzbar – Sonderprogramm gefordert.* Online: https://www.marburger-bund.de/nrw-rlp/pressemitteilung/jede-dritte-arztstelle-gesundheitsaemtern-nicht-besetzbar-sonderprogramm (Zugriff 15.5.2021)

Zur Besinnung kommen

Ad Alliance: *Update Corona-Studie: Wertewandel und mehr Bewusstsein.* Online: https://www.ad-alliance.de/cms/unternehmen/presse/update-corona-studie-mit-dem-.html (Zugriff 16.5.2021)

Bundesministerium für Ernährung und Landwirtschaft: *Ernährungsreport 2020.* Online:https://https://www.in-form.de/materialien/ernaehrungsreport-2020/(Zugriff 29.5.2021)

Board of Innovation: *Shifts in the Low Touch Economy.*Online: https://www.mmaglobal.com/files/171._board-of-innovation-low-touch-economy_1.pdf (Zugriff 28.5.2021)

Bornstein SR, Rubino F, Khunti K et al.: »Practical recommendations for the management of diabetes in patients with COVID-19«. *The Lancet Diabetes & Endocrinology 2020*. DOI:10.1016/s2213–8587(20)30152–2

Buchmüller H: »Diabetes-Daten 2020: Das sind die Zahlen«. *Diabetes-News*. Online: https://www.diabetes-news.de/nachrichten/diabetes-daten-2020-das-sind-die-zahlen (Zugriff 16.5.2021)

DAK: »Psychische Erkrankungen: Höchststand im Corona-Jahr«. 19.2.2021. Online: https://www.dak.de/dak/bundesthemen/psych report-2429400.html#/ (Zugriff 16.5.2021)

DAK: »Nach Corona-Delle wieder mehr Krankenhauseinweisungen wegen Herzinfarkt«. 31.8.2020. Online: https://www.dak.de/dak/bundesthemen/psychreport-2429400.html#/ (Zugriff 16.5.2021)

Deutsch-Österreichische Klosterstudie. Online: https://www.cloisterstudy.eu/ (Zugriff 16.5.2021)

Jones KE et al.: »Global trends in emerging infectious diseases«. *Nature* Vol. 451, S. 990–993 (2008). Online: https://doi.org/10.1038/nature06536 (Zugriff 29.5.2021)

Leopoldina, acatech, Union der deutschen Akademien der Wissenschaften: »History of Public Health in Germany and abroad«. June 2015. Online: https://www.leopoldina.org/fileadmin/redaktion/Politikberatung/pdf/2015_History_of_public_health_web.pdf (Zugriff 16.5.2021)

McKinsey Global Institute: »Prioritizing Health«. July 2020. Online: https://www.mckinsey.com/~/media/McKinsey/Industries/Public%20and%20Social%20Sector/Our%20Insights/Prioritizing%20health%20A%20prescription%20for%20prosperity/MGI_Prioritizing%20Health_Report_July%202020.pdf?shouldIndex=false (Zugriff 16.5.2021)

Mühlhausen C: »Gesundheit in Zeiten von Corona«. Online: https://www.zukunftsinstitut.de/artikel/gesundheit-in-zeiten-von-corona/ (Zugriff 16.5.2021)

Popkin B.M. et al.: »Individuals with obesity and COVID-19: A global perspective on the epidemiology and biological of relationships«. *Obesity Reviews* 26.8.2020. Online: https://doi.org/10.1111/obr.13128 (Zugriff 16.5.2021)

Reich S: »Leben wir bald alle im Kühlschrank?« *ZEIT Online* 17.10.2020: https://www.zeit.de/wissen/gesundheit/2020-10/ernaehrung-corona-krise-veraenderung-forsa-studie-umfrage-bmel-lebensstil (Zugriff 16.5.2021)

Reinhardt K: Geld für Gesundheitsämter: »Kaputt gespart«. *Interview im ZDF Morgenmagazin*, 9.9.2020. Online: https://www.zdf.de/nachrichten/zdf-morgenmagazin/bundesaerztekammer-zu-den-hilfen-bei-gesundheitsaemtern-100.html (Zugriff 16.5.2021)

Schubert C (im Interview): »Neue Medizin«. Online: https://www.youtube.com/watch?v=XLjKM4f5Q3w (Zugriff 7.6.2021)

Vidal J: »Tip of the iceberg: Is our destruction of nature responsible for Covid-19?« *The Guardian* 18.3.2020. Online: https://www.theguardian.com/environment/2020/mar/18/tip-of-the-iceberg-is-our-destruction-of-nature-responsible-for-covid-19-aoe (Zugriff 16.5.2021)

Wang H, Horton R: »Tackling climate change: The greatest opportunity for global health.« *The Lancet*, Vol. 386, Iss.20006, November 7. 2015. DOI: https://doi.org/10.1016/S0140-6736(15)60931-X

Watts N et al.: »Health and climate change: Policy responses to protect public health«. *The Lancet* 2015; Published online 23.6.2015. DOI:http://dx.doi.org/10.1016/S0140-6736(15)60854-62 (Zugriff 15.5.2021)

WHO: »What is the evidence on the role of the arts in improving health and well-being?« *Health Evidence Network Synthesis Report 67.* November 2019. Online: https://www.euro.who.int/_data/assets/pdf_file/0020/412535/WHO_2pp_Arts_Factsheet_v6a.pdf (Zugriff 15.5.2021)

Wu J et al.: »How the Virus Got Out«. *The New York Times* 20.3.2020 (Online: https://www.nytimes.com/interactive/2020/03/22/world/

coronavirus-spread.html?referringSource=articleShare, Zugriff am 10.6.2020)

Zimmerman E: »What Makes Some People More Resilient Than Others«. *The New York Times* 18.6.2020. Online: https://www.nytimes.com/2020/06/18/health/resilience-relationships-trauma.html?referringSource=articleShare (Zugriff 16.5.2021)

Die Welt nach der Pandemie

Chen A: »Loneliness May Warp Our Genes, And Our Immune Systems«. *NPR: Your Health*, 29.11.2015. Online: https://www.npr.org/sections/health-shots/2015/11/29/457255876/loneliness-may-warp-our-genes-and-our-immune-systems?utm_medium=RSS&utm_campaign=news&t=1621158274816 (Zugriff 29.5.2021)

Cramer H, Lauche R, Langhorst J, Dobos G: »Yoga for depression: A systematic review and meta-analysis«. *Depress Anxiety* 2013 Nov;30(11):1068-83. DOI: 10.1002/da.22166

Cramer H, Lauche R, Anheyer D, Pilkington K, de Manincor M, Dobos G, Ward L: »Yoga for anxiety: A systematic review and meta-analysis of randomized controlled trials«. *Depress Anxiety* 2018 Sep;35(9):830-843. DOI: 10.1002/da.22762

Cramer H, Anheyer D, Lauche R, Dobos G: »A systematic review of yoga for major depressive disorder«. *J Affect Disord* 2017 Apr 15;213:70-77. DOI: 10.1016/j.jad.2017.02.006. Epub 7.2.2017

Cramer H, Anheyer D, Saha FJ, Dobos G.: »Yoga for posttraumatic stress disorder. A systematic review and meta-analysis«. *BMC Psychiatry* 22.3.2018;18(1):72.DOI: 10.1186/s12888-018-1650-x

Die Techniker: »Corona-Stress: Jeder Zweite fühlt sich stark belastet«. 13.7.2020. Online https://www.tk.de/presse/themen/praevention/gesundheitsstudien/corona-stress-jeder-zweite-fuehlt-sich-stark-belastet-2088252 (Zugriff 14.5.2021)

Foer JS, Gross AS: »We have to wake up: Factory farms are breeding grounds for pandemics«. *The Guardian* 20.4.2020. Online: https://

www.theguardian.com/commentisfree/2020/apr/20/factory-farms-pandemic-risk-covid-animal-human-health (Zugriff 12.5. 2021)

Glaeser EL: »Cities and Pandemics have a long history«. *City Journal* 2020. Online: https://www.city-journal.org/cities-and-pandemics-have-long-history (Zugriff 10.5.2021)

Haller H, Anheyer D, Cramer H, Dobos G: »Complementary therapies for clinical depression: An overview of systematic reviews«. *BMJ Open*. 5.8.2019;9(8):e028527. DOI: 10.1136/bmjopen- 2018-028527

Kramer F: »Positive und negative Auswirkungen des Tourismus auf Nachhaltigkeit«. Online: https://plant-values.de/tourismus-und-nachhaltigkeit-1-3/5342/ (Zugriff 12.5.2021)

Miller G: »Why Loneliness is Hazardous to your Health«. *Science* 14.1.2011, Vol 331. Online https://www.haririlab.com/news/Loneliness_in_Science.pdf (Zugriff 14.5.2021)

o.A.: »Jeder Sechste fühlt sich in der Coronakrise einsam«. *SPIEGEL* 24.4.2020. Online: https://www.spiegel.de/panorama/corona-krise-16-prozent-der-deutschen-fuehlen-sich-einsam-a-c62d1653-4aa6-4e61-8ceb-527af77acdfe (Zugriff 14.5.2021)

o.A.: »Experten: Zunahme von Depressionen und Angststörungen durch Corona.« *Neurologen und Psychiater im Netz* 6.10.2020. Online: https://www.neurologen-und-psychiater-im-netz.org/psychiatrie-psychosomatik-psychotherapie/news-archiv/meldungen/article/experten-zunahme-von-depressionen-und-angststoerungen-durch-corona/ (Zugriff 14.5.2021)

o.A.: »Future of Cities Will Shape Post-COVID-19 World«. *The World Bank* 2.3.2021. Online: https://www.worldbank.org/en/news/feature/2021/03/02/future-of-cities-will-shape-post-covid-19-world (Zugriff 12.5.2021)

o.A.: »Wie Corona Freundschaften verändert«. *Deutsche Welle* 16.2.2021. Online: https://www.dw.com/de/wie-corona-freundschaften-ver%C3%A4ndert/a-56566624 (Zugriff 15.5.2021) o.A.: »Corona bei Babys, Kindern und Jugendlichen«. *Helios Magazin* o.D. Online: https://www.helios-gesundheit.de/magazin/corona/news/corona-bei-kindern/ (Zugriff 14.5.2021)

Patel RS et al.: Loneliness: The present and the future. *Age and Ageing*, Vol. 48, Iss. 4, July 2019, S. 476–477.DOI: https://doi.org/10.1093/ageing/afz026. Online: https://academic.oup.com/ageing/article/48/4/476/5423796?login=true (Zugriff 14.5.2021)

Potter M: »Die antisemitische Tradition der Impfgegnerschaft«. *Belltower News* 26.2.2021. Online: https://www.belltower.news/verschwoerungsideologien-die-antisemitische-tradition-der-impfgegnerschaft-112515/ (Zugriff 14.5.2021)

Rampp T, Kerckhoff A: »Post-COVID«. *Selbsthilfe bei postviralen Beschwerden.* Carstens Stiftung, Essen 2021

Roy A: »The pandemic is a portal«. *Financial Times* 3.4.2020. Online: https://www.ft.com/content/10d8f5e8-74eb-11ea-95fe-fcd274e920ca (Zugriff: 15.5.2021)

Schubert C: *Was uns krank macht, was uns heilt. Aufbruch in eine neue Medizin.* Munderfing 2016

Snapchat for Business: *The Friendship Report 2020. Insights on how to maintain friendships, navigate endships, and stay connected during COVID-19.* Online: https://forbusiness.snapchat.com/blog/the-friendship-report-2020-global (Zugriff 15.5.2021)

Sonnenmoser M: »Einsamkeit. Einfluss auf den Therapieerfolg«. *Deutsches Ärzteblatt*, Heft 1, Januar 2012

Splendid Research: »Wie einsam fühlen sich die Deutschen?« Online: https://www.splendid-research.com/de/studie-einsamkeit.html (Zugriff 14.5.2021)

Sprengel B: »Droht mit Corona auch eine Epidemie der Einsamkeit?« *Ärztezeitung* 19.10.2020. Online: https://www.aerztezeitung.de/Panorama/Droht-mit-Corona-auch-eine-Epidemie-der-Einsamkeit-413847.html (Zugriff 14.5.2021)

Statista: *Umfrage zur Angst vor Ansteckung mit dem Coronavirus in*

Deutschland 2021. Online: https://de.statista.com/statistik/daten/studie/1096524/umfrage/umfrage-zur-angst-vor-ansteckung-mit-dem-coronavirus-in-deutschland/ (Zugriff 12.5.2021)

The Lancet Countdown on Health and Climate Change: *Policy Brief für Deutschland 2019.* Online: https://www.bundesaerztekammer.de/fileadmin/user_upload/downloads/pdf-Ordner/Pressemitteilungen/20191114_Klimawandel/3_Lancet_Countdown_Policy_brief_for_Germany_German_v01b.pdf (Zugriff 13.1.2021)

The Lancet Countdown on Health and Climate Change: *Policy Brief für Deutschland 2020.* Dezember 2020. Online: https://klimagesund.de/wp-content/uploads/2020/12/Lancet-Countdown-Policy-Brief-Germany_DEU.pdf (Zugriff 13.2.2021)

UCL: »Understanding the psychological and social impact of the pandemic«. *COVID-19 Social Study* 2020. Online: https://www.covidsocialstudy.org/ (Zugriff 14.5.2021)

UKE: *COPSY-Studie: Kinder und Jugendliche leiden psychisch weiterhin stark unter Corona-Pandemie.* 1.2.2021. Online: https://www.uke.de/allgemein/presse/pressemitteilungen/detailseite_104081.html (Zugriff 14.5.2021)

UNWTO: »Tourism's Growth Across All Regions Strengthens Sector's Potential To Contribute To Sustainable Development Agenda«. *World Tourism Organization* 12.12.2019. Online: https://www.unwto.org/news/tourisms-growth-across-all-regions- strengtens-sectors-potential-to-contribute-to-sustainable-development-agenda. (Zugriff 14.5.2021)

Valtorta NK et al.: »Loneliness and social isolation as risk factors for coronary heart disease and stroke: systematic review and meta-analysis of longitudinal observational studies«. *Heart* 2016; 102:1009–1016. Online: https://heart.bmj.com/content/heartjnl/102/13/1009.full.pdf (Zugriff 14.5.2021)

Vidal J, Tip of the iceberg: »Is our destruction of nature responsible for Covid-19?« *The Guardian* 18.3.2020. Online: https://www.

theguardian.com/environment/2020/mar/18/tip-of-the-iceberg-is-our-destruction-of-nature-responsible-for-covid-19-aoe (Zugriff 15.5.2021)

Weil A: »Need a News Fast?« 7.11.2011. Online: https://www.drweil.com/health-wellness/body-mind-spirit/mental-health/need-a-news-fast/ (Zugriff 12.5.2021)

Neue Horizonte in der Medizin

Albrecht UV (Hg): *Chancen und Risiken von Gesundheits-Apps. CHARISMHA*, 2016. Online: https://www.bundesgesundheitsministerium.de/fileadmin/Dateien/3_Downloads/A/App-Studie/CHARISMHA_gesamt_V.01.3-20160424.pdf (Zugriff 7.4.2021)

Augustin J, Sauerborn Ret al.: »Gesundheit«. In: *Klimawandel in Deutschland*. Berlin, Heidelberg: Springer; 2017, S. 137–49. Online: https://link.springer.com/content/pdf/10.1007%2F978-3-662-50397-3_14.pdf

Beerheide R: »Gesundheits-Apps: Viele Chancen, wenig Evidenz«. *Deutsches Ärzteblatt* 2016; 113(26): A-1242 / B-1040 / C-1024. Online: *Deutsches* Ärzteblatt 2016; 113(26): A-1242 / B-1040 / C-1024 (Zugriff 13.5.2021)

Burke M, González F, Baylis P, et al.: »Higher temperatures increase suicide rates in the United States and Mexico«. *Nat Clim Change* 2018; 8: 723–29.4

Capello M, Sturm D: »Evaluation von Informationssystemen zu Klimawandel und Gesundheit«. In: Umweltbundesamt (Hrsg.): »Anpassung an den Klimawandel – Evaluation bestehender nationaler Informationssysteme«. *Umwelt & Gesundheit* 2015 03(01). Online: https://www.umweltbundesamt.de/sites/default/files/medien/378/publikationen/um-welt_und_gesundheit_03_2015_evaluation_von_informationssystemen_band_1_0.pdf (Zugriff 14.5.2021 22.02.2017)

Clark A et al.: »Global, regional, and national estimates of the population at increased risk of severe COVID-19 due to underlying health conditions in 2020: A modelling study«. *The Lancet Global Health*, Vol. 8, Iss. 8, e1003-e1017, 1.8.2020. Online: https://www.thelancet.com/journals/langlo/article/PIIS2214-109X(20)30264-3/fulltext (Zugriff 15.5.2021)

Clayton S.: »Mental health risk and resilience among climate scientists«. *Nat Clim Change* 2018; 8: S. 260–61

Costello A, Abbas M, Allen A, et al.: »Managing the health effects of climate change: Lancet and University College London Institute for Global Health Commission«. *The Lancet* 2009; 373: 1693–733

Cunsolo Willox A, Harper S, Ford JD, et al.: »Climate change and mental health: An exploratory case study from Rigolet, Nunatsiavut, Labrador«. *Clim Change* 2013; 121: S. 255–70

Cunsolo A et al.: »Ecological grief and anxiety: The start of a healthy response to climate change?« *The Lancet Planetary Health* Vol. 4, July 2020. Online: https://www.thelancet.com/action/showPdf?pii=S2542-5196%2820%2930144-3 (Zugriff 22.3.2021)

Dobos G (Hg.): *Multimorbidität – die Herausforderung der alternden Gesellschaft. Integrative Gesundheitsstrategien für Menschen ab 50.* Expertengespräch, veranstaltet vom Lehrstuhl für Naturheilkunde und Integrative Medizin der Universität Duisburg-Essen, Stuttgart, 8.3.2017, Essen

EAT: »The Planetary Health Diet«. *The EAT-Lancet Summary Report*, o.J. Online: https://eatforum.org/learn-and-discover/the-planetary-health-diet/ (Zugriff 7.6.2021)

ECDC Weekly updates: »2019 West Nile virus transmission season«. 27.9.2019 (zitiert am 9. 10.2019). Online: https://www.ecdc.europa.eu/en/west-nile-fever/surveillance-anddisease-data/disease-data-ecdc (Zugriff 16.5.2021)

Europäische Kommission: »State of Health in the EU«. *Länderprofil Gesundheit: Deutschland 2019.* Online: https://ec.europa.eu/health/sites/default/files/state/docs/2019_chp_de_german.pdf (Zugriff 23.2.2021)

Hacke D: *Kneipp im Kindergarten: Gesundheitserziehung von Anfang an.* Carstens Stiftung 7.8.2018. Online: https://www.carstens-stiftung.de/artikel/kneipp-im-kindergarten-gesund heitserziehung-von-anfang-an.html (Zugriff 2.5.2021)

Hartikainen et al.: »Medication as a risk factor for falls: Critical systematic review«. *J Gerontol A Biol Sci Med Sci.* 2007 Oct;62(10): S. 1173ff

Karliner J et al.: »Health Care's Climate Footprint. How the Health Sector Contributes to the Global Climate Crisis and Opportunities for Action. Green Paper Number One«. In: Health Care without Harm, ARUP (eds): *Health Care Without Harm. Climate-smart health care series. Green Paper Number One.* September 2019. Online: https://noharm-global.org/sites/default/files/documents-files/5961/HealthCaresClimateFootprint_092319.pdf (Zugriff 3.6.2021)

Kianava GmbH: *Kianava. Deine Experten für chronische Erkrankungen.* https://kianava.de

Le Monde: »La canicule de l'été 2003 a fait plus de 70 000 morts en Europe, selon l'Inserm«. *Le Monde* 23.3.2007. Online: https://www.lemonde.fr/planete/article/2007/03/23/la-canicule-de-l-ete-2003-a-fait-plus-de-70-000-morts-en-europe-selon-l-inserm_886917_3244.html (Zugriff 15.4.2021)

MacDougall D: »Ecological grief: Greenland residents traumatized by climate emergency«. *The Guardian* 12.8.2019. Online: https://www.theguardian.com/world/2019/aug/12/greenland-residents-traumatised-by-climate-emergency? (Zugriff 12.4.2021)

Markandya A et al.: »Public health benefits of strategies to reduce greenhouse-gas emissions: low-carbon electricity generation«. *The Lancet* 25.11.2009. DOI: https://doi.org/10.1016/S0140-6736(09)61715-3

Nair NP et al.: »Hospitalization in older patients due to adverse drug reactions – the need for a prediction tool«. *Clin Interv Aging.* 2016; 11: 497–505. Published online2.5.2016. DOI: 10.2147/CIA.S99097. Online: https://www.ncbi.nlm.nih.gov/pmc/articles/PMC4859526/ (Zugriff 12.4.2021)

Robert Koch-Institut: »Bevölkerung mit einem erhöhten Risiko für schwere COVID-19-Verläufe in Deutschland. Auswertungen der Studie GEDA 2019/2020-EHIS«. *Gesundheitsberichterstattung des Bundes gemeinsam getragen von RKI und Destatis.* Februar 2021. Online:https://www.rki.de/DE/Content/Gesundheitsmonitoring/Gesundheitsberichterstattung/GBEDownloadsJ/JoHM_S2_2021_Risikogruppen_COVID_19.pdf?__blob=publicationFile (Zugriff 10.4.2021)

MSD Gesundheit: »MSD Gesundheitspreis 2019«. Online: https://www.msd.de/fileadmin/user_upload/default/documents/gesundheitspreis/publikumspreis_2019/MSD_Gesundheitspreis_2019_Modulare_Patientenschulung_ModuS.pdf (Zugriff 12.5.2021)

o.A.: »AOK-Krankenhausreport: Mehr Tote durch Behandlungsfehler als durch Verkehrsunfälle«. *Frankfurter Allgemeine Zeitung,* 21.1.2014. Online: https://www.faz.net/aktuell/gesellschaft/gesundheit/aok-krankenhausreport-mehr-tote-durch-behandlungsfehler-als-durch-verkehrsunfaelle-12761937.html (Zugriff 14.3.2021)

o.A.: »Mehr als die Hälfte der Bevölkerung ist chronisch krank«. aerzteblatt.de 28.9.2020. Online: https://www.aerzteblatt.de/nachrichten/116897/Mehr-als-die-Haelfte-der-deutschen-Bevoelkerung-ist-chronisch-krank (Zugriff 12.5.2021)

Obradovich N, Migliorini R, Paulus MP, et al.: »Empirical evidence of mental health risks posed by climate change«. *Proc Natl Acad Sci USA* 2018; 115: S. 10953–58.3

OECD: »*Data Germany*«. Online: https://data.oecd.org/germany.htm (Zugriff 3.6.2021)

Poore J, Nemecek T: »Reducing food's environmental impacts through producers and consumers«. *Science* 2018; Erratum: 22.2.2019

Rowlett J: »Bill Gates. Solving Covid easy compared with climate«. *BBC News* 15.5.2021

Scharr-Hochegger R: *Risikokommunikation bei Hitzewellen. Eine Untersuchung des Hitzewarnsystems in Berlin unter besonderer Berücksichtigung der Rolle von Wohnungslosen.* Thesis, March 2017. DOI: 10.13140/RG.2.2.33068.46727

Schwinghammer B, Thiele C: »Rückkehr alter Seuchen durch tauenden Permafrostboden?« *Ärztezeitung* 7.6.2020

o.A.: »The health benefits of tackling climate change«. *The Lancet Series* o.J. Online: https://www.thelancet.com/pb/assets/raw/Lancet/stories/series/health-and-climate-change.pdf (Zugriff 16.4.2021)

o.A.: »Planetary health. The health of human civilization and the natural system on which it depends«. *The Lancet series* o.J. Online: https://els-jbs-prod-cdn.jbs.elsevierhealth.com/pb/assets/raw/Lancet/infographics/planetary-health/planetary-health.pdf (Zugriff 29.5.2021)

Statista: *Anzahl der Arztbesuche pro Kopf in ausgewählten Ländern Europas 2018.* 24.11.2020. Online: https://de.statista.com/statistik/daten/studie/248308/umfrage/anzahl-der-arztbesuche-pro-kopf-nach-laendern/ (Zugriff 7.6.2021)

Thomas SM, Tjaden NB, Frank C, et al.: »Areas with High Hazard Potential for Autochthonous Transmission of Aedes albopictus-Associated Arboviruses in Germany«. *Int J Env Res Public Heal,* 2018;15(6):1270

Thranberend T: »Gesundheits-Apps können Patienten in ihrer Rolle stärken«. *Bertelsmann Stiftung Projektnachrichten* 2.10.

2016. Online: https://www.bertelsmann-stiftung.de/de/unsere-projekte/der-digitale-patient/projektnachrichten/studie-gesundheits-apps (Zugriff 2.3.2020)

Traidl-Hoffmann, K. Trippel: Überhitzt. Die Folgen des Klimawandels für unsere Gesundheit. *Was wir tun können.* Berlin 2021

United Nations Environment Program: *Making Peace with Nature: A scientific blueprint to tackle the climate, biodiversity and pollution emergencies*, 2021. Online: https://www.unep.org/resources/making-peace-nature (Zugriff 12.4.2021)

Wang H, Horton R: »Tackling climate change: The greatest opportunity for global health«. *The Lancet*, 7.11.2015; 386(10006):1798-9. DOI: 10.1016/S0140-6736(15)60931-X. (Epub22.6.2015)

Watts N, Adger WN, Agnolucci P et al.: »Health and climate change: Policy responses to protect public health«. *The Lancet*, published online 23.6.2015. Online: http://dx.doi.org/10.1016/S0140-6736(15)60854-62.

Watts N, Amann M, Arnell N, et al.: »The 2019 report of The Lancet Countdown on health and climate change: Ensuring that the health of a child born today is not defined by a changing climate«. *The Lancet* 2019; 394: S. 1836–78

Wester K, Jönsson AK, Spigset O, Druid H, Hägg: »Incidence of fatal adverse drug reactions: Apopulation based study«. *SBr J Clin Pharmacol* 2008 Apr; 65(4):S. 573-9

Willett W et al.: »Food in the Anthropocene: The EAT–Lancet Commission on healthy diets from sustainable food systems«. *The Lancet*, 16.1.2019. DOI: https://doi.org/10.1016/S0140-6736(18)31788-4. Online: https://www.thelancet.com/journals/lancet/article/PIIS0140-6736(18)31788-4/fulltext (Zugriff 16.5.2021)

WHO: »Air Pollution and Child Health 2018«. Online: https://www.who.int/ceh/publications/air-pollution-child-health/en/ (Zugriff 12.4.2021)

WHO: »Climate Change«. Online: https://www.who.int/health-topics/climate-change#tab=tab_1 (Zugriff 15.5.2021)

Ziska LH, Makra L, Harry SK, Bruffaerts N, Hendrickx M, Coates F, et al.: »Temperature-related changes in airborne allergenic pollen abundance and seasonality across the northern hemisphere: A retrospective data analysis«. *The Lancet Planet Health* 2019;3(3): e124

Naturheilkunde – zeitlos modern

Arbor Day Foundation: https://www.arborday.org/programs/tree-campus-healthcare/about.cfm (Zugriff 12.4.2021)

Augustin J et al.: »Gesundheit«. In: GP Brasseur, D Jacob, S Schuck-Zöller (Hrsg.). *Klimawandel in Deutschland: Entwicklung, Folgen, Risiken und Perspektiven.* Berlin, Heidelberg 2017: S. 137–149

Bastin JF et al.: »The global tree restoration potential«. *Science* 5.7. 2019: Vol. 365, *Iss.* 6448, S. 76–79. DOI: 10.1126/science.aax0848

Beierkuhnlein C, Thomas SM: »Stechmückenübertragene Krankheiten in Zeiten des globalen Wandels.« *Flugmedizin – Tropenmedizin – Reisemedizin* 2020, 27(01), 14-19. DOI: 10.1055/a-1079-2469

Bendau A et al.: »Associations between COVID-19 related media consumption and symptoms of anxiety, depression and COVID-19 related fear in the general population in Germany«. *European Archives of Psychiatry and Clinical Neuroscience* 2021, Vol. 271, S.283–291

Bhaskaran K et al.: »Association of BMI with overall and cause-specific mortality: Apopulation-based cohort study of 3,6 million adults in the UK«. *Lancet Diabetes Endocrinol.*, 6 (2018), S. 944–953

Berer K et al.: »Gut microbiota from multiple sclerosis patients enables spontaneous autoimmune encephalomyelitis in mice«.*Proc. Natl. Acad. Sci. USA*, 114 (2017), S. 10719–10724

Beyaz S et al.: »High-fat diet enhances stemness and tumorigenicity of intestinal progenitors«. *Nature*, 531 (2016), S. 53–58

Blech J: »Corona macht sichtbar, wo Ärzte zu viel behandeln«. *SPIEGEL* 6.2.2021. Online: https://www.spiegel.de/wissenschaft/medizin/uebertherapie-corona-macht-sichtbar-wo-aerzte-zu-viel-behandeln-a-b5ded314-b317-4ac8-bfee-2c0587f16cff (Zugriff 21.4. 2021)

Bodirsky BL et al.: »The ongoing nutrition transition thwarts long term targets for food security, public health and environmental protection.« *Nature Scientific Reports* 1Vol.: (0123456789) Scientific Reports (2020) 10:19778 Online: https://doi.org/10.1038/s41598-020-75213-3

Bowler D et al.: »A systematic review of evidence for the added benefits to health of exposure to natural environments«. *BMC Public Health* 2010, 10:456

Brown DK et al.: »Viewing Nature Scenes Positively Affects Recovery of Autonomic Function Following Acute-Mental Stress.« *Environ Sci Technol.*4.6.2013; 47(11): S. 5562–5569. DOI: 10.1021/es305019p

Brunnhuber S, Somburg O: »A Walk in the Park – Was die Natur mit unserer Seele macht«. In: Wilhelm Krull und Joachim Wolschke-Bulmahn (Hg.): *Unsere grüne Lunge – Gärten und Gesundheit. Herrenhausen-Matinee 2018. Herrenhäuser Schriften, Band 9*, Hannover 2020. Online: https://stefan-brunnhuber.de/wp-content/uploads/2019/10/A-Walk-in-the-Park.pdf

BUND e.V.: »Projektbeschreibung KLIK Green«. Online: www.klik-krankenhaus.de/das-projekt/projektbeschreibung (Zugriff 29.5.2021)

Centers for Disease Control and Prevention: »Impact of Climate Change on Human Health«. In: *Preparing for the Regional Health Impacts of Climate Change in the United States*,o.J. Online: https://www.cdc.gov/climateandhealth/effects/default.htm (Zugriff 29.05.2021)

Christ A et al.: »Western Diet and the Immune System: An Inflammatory Connection«. *Immunity* 51,5, 19.11.2019, S. 794–811

Coulter A: *Choosing Wisely – Von Initiativen in anderen Ländern lernen.* Gütersloh 2017

Demain JG: »Climate Change and the Impact on Respiratory and Allergic Disease: 2018«. *Curr Allergy Asthma Rep.* 24.3.2018;18(4):22. DOI: 10.1007/s11882-018-0777-7. PMID: 29574605

Dhama K et al.: »Medicinal and Therapeutic Potential of Herbs and Plant Metabolites. Extracts Countering Viral Pathogens – Current Knowledge and Future Prospects«. *Curr Drug Metab.* 2018;19(3): S. 236–263

Dobos G (Hg.): *Tradition in der evidenzbasierten Versorgung. Satellitensymposion zum GPT-Kongress.* Münster 2017 (broschiert)

Dobos G, Deuse U, Michalsen A (Hg): *Chronische Erkrankungen integrativ: Konventionelle und komplementäre Therapie.* München 2006, S. 7

Domschke K, 26.1.2021, Online-Vortrag: https://www.youtube.com/watch?v=VTZUTQDnnXk&list=PLMIdiImazw-AeJ2C1zb-24vw1wjJB1iSFh&index=2 (Zugriff 29.5.2021)

Gilbert N: »Green Space. A natural high«, in: *Nature*, 2016, 531, S. 56–57

Gruber R et al.: »Immunologie der Abhärtungsreaktion nach Hydrotherapie – Sofortreaktionen nach einmaligem Kaltreiz.« *Physikalische Medizin, Rehabilitationsmedizin, Kurortmedizin* 1996; 06(3): S. 73–79. DOI: 10.1055/s-2008-1061907

Hemmer CJ, Emmerich P, Loebermann M et al.: »Mücken und Zecken als Krankheitsvektoren: Der Einfluss der Klimaerwärmung«. *Dtsch Med Wochenschr* 2018; 143: S. 1714–1722

Hoffman TC, Del Mar C: »Clinicians' expectations of the benefits and harms of treatments, screening and tests: A systematic review«. *JAMA internal medicine* 2017

Hüther G: »Die Sicht der Neurobiologie: Heilung ist immer Selbstheilung«. In: Dobos G, Paul A (Hg): *Mind-Body-Medizin*, 2. Auflage, München 2019, S. 38 ff

Jacob D et al.: »EURO-CORDEX: New high-resolution climate change projections for European impact research«. *Reg Env Chang.* 2014; 14: S. 563–78

Jobst D: »Welchen Stellenwert haben traditionelle Heilverfahren in der hausärztlichen Versorgung? Tradition in der evidenzbasierten Versorgung«. *Satellitensymposium zum Kongress der Gesellschaft für Phytotherapiekongress am 28. Sept. 2017 in Münster*

Joos S, Musselmann B, Szecsenyi J: »Integration of Complementary and Alternative Medicine into Family Practices in Germany: Results of a National Survey«. *Evidence-Based Complementary and Alternative Medicine,* Vol. 2011 (2011), Article ID 495813, DOI: http://dx.doi.org/10.1093/ecam/nep019

Jütte R: »Phytopharmaka: Historische Evidenz unverzichtbar«. *Deutsches Ärzteblatt* 2017; 114(39): A-1749 / B-1486 / C-1456. Online: https://www.aerzteblatt.de/archiv/193584/Phytopharmaka-Historische-Evidenz-unverzichtbar (Zugriff 13.4.2020)

Kahn T et al.: »Therapeutic potential of medicinal plants against COVID-19: The role of antiviral medicinal metabolites«. *Biocatalysis and Agricultural Biotechnology* Vol. 31, January 2021, 101890. DOI: doi.org/10.1016/j.bcab.2020.101890

Kaplan R, Kaplan S: *The Experience of Nature: A Psychological Perspective.* Cambridge University Press, CUP Archive, 1989

Kaplan S: »The restorative benefits of nature: Toward an integrative framework«. *Journal of Environmental Psychology,* 1995, 15, S. 169–182

Keys A: »Human Atherosclerosis and the Diet«. In: *Circulation* Vol. 5, Iss. 1, 1952, S. 115–118, DOI:10.1161/01.CIR.5.1.115

Krankenhaus Havelhöhe: »Erstes Zero-Emission Hospital in Deutschland bis 2030«. 19.11.2020. Online: https://www.havelhoehe.de/neuigkeiten.html (Zugriff 15.4.2021)

Kravchenko J, Abernethy AP, Fawzy M, Lyerly HK: »Minimization of heatwave morbidity and mortality«. *Am J Prev Med.* 2013 Mar;44 (3):274–82. DOI: 10.1016/j.amepre.2012.11.015. PMID: 23415125

Kuderma N: »Gemeinsamer Bundesausschuss: Massive Fehlanreize in Kliniken – Hecken fordert Patientenschutz.« *Ärztezeitung* 23.10.2018. Online: https://www.aerztezeitung.de/Politik/Massive-

Fehlanreize-in-Kliniken-Hecken-fordert-Patientenschutz-229478.html (Zugriff 4.5.2021)
Kuhlmann-Richter E: »Choosing wisely: Mut haben, etwas nicht zu tun«. *Deutsches Ärzteblatt* 2015; 112(44): A-1810 / B-1496 / C-1460
Leitlinienprogramm Onkologie: *Leitlinie Komplementärmedizin.* Online: https://www.leitlinienprogramm-onkologie.de/leitlinien/komplementaermedizin/ (Zugriff 29.5.2021)
Li Q: *Die wertvolle Medizin des Waldes.* Berlin 2018
Maas J et al.: »Morbidity is related to a green living environment«. *Journal of Epidemiol. Community Health* 2009, 63, S. 967–973
Maifeld A et al.: »Fasting alters the gut microbiome reducing blood pressure and body weight in metabolic syndrome patients«. *Nat Commun.* 2021 Mar 30;12(1):1970.DOI: 10.1038/s41467-021-22097-0
Martiello MA, Giacchi MV: »High temperatures and health outcomes: A review of the literature.« *Scand J Public Health* 2010 Dec; 38(8):826-37. DOI: 10.1177/1403494810377685, Epub 5.8.2010, PMID: 20688791
Michalsen A: *Heilen mit der Kraft der Natur*, München 2017.
Mooney C: »E.O. Wilson explains why parks and nature are really good for your brain«.*The Washington Post* 30.9.2015. Online: https://www.washingtonpost.com/news/energy-environment/wp/2015/09/30/e-o-wilson-explains-why-experiencing-nature-is-good-for-the-human-mind/ (Zugriff 16.5.2021)
National Center for Complimentary and Integrative Health: *Congressional Justification FY 2021.* Online: https://www.nccih.nih.gov/about/budget/congressional/fy2021#Jus. (Zugriff 16.5.2021)
o.A.: *Komplementärmedizin im Leitlinienprozess.* Online: http://www.gesellschaftnaturheilkunde.de/16-0-Aktuelle-Projekte.html (Zugriff 12.3.2021)
o.A: »Waldbaden: Der Waldspaziergang ist ein Power-Boost für Wohlbefinden und Gesundheit.« *Kneipp-Magazin.* Online: https://www.kneipp.com/de_de/kneipp-magazin/muskeln-und-gelenke/po-

wer-boost-waldspaziergang/?amp%3BL=0 (Zugriff 29.5.2021)
OECD: *Tackling Wasteful Spending on Health.* Online: https://doi.org/10.1787/9789264266414-en (Zugriff 29.5.2021)
Ornish D et al.: »Can lifestyle changes reverse coronary heart disease? The Lifestyle Heart Trial«. *Medical science* Vol. 336, 8708, P129-133, 21.7.1990. Online: https://doi.org/10.1016/0140-6736(90)91656-U (Zugriff 29.5.2021)
Orru H, Ebi KL, Forsberg B: »The Interplay of Climate Change and Air Pollution on Health«. *Curr Environ Health Rep.* 2017 Dec;4(4):504-513. DOI: 10.1007/s40572-017-0168-6. PMID: 29080073; PMCID: PMC5676805
Pfizer Deutschland GmbH: *Achtung, Patient liest mit! Hurra, Patient liest mit!* Online: www.landdergesundheit.de/beteiligung/achtung-patient-liest-hurra-patient-liest (Zugriff 29.5.2021)
Pichler PP et al.: »International comparison of health care carbon footprints«. *Environ. Res. Lett.* 2019, 14 064004. Online: https://iopscience.iop.org/article/10.1088/1748-9326/ab19e1/pdf (Zugriff 13.4.2021)
Pott A: »The great untapped potential of herbal medicines«. *Healthcare industry BW* 2016. Online: https://www.gesundheitsindustrie-bw.de/en/article/news/the-great-untapped-potential-of-herbal-medicines (Zugriff 16.5.2021)
Pott A: »Fighting diseases with plant-derived active compounds«. *Healthcare industry BW* 2016. Online: https://www.gesundheitsindustrie-bw.de/en/article/news/fighting-diseases-with-plant-derived-active-compounds (Zugriff 16.5.2021)
Rothenberg Gritz J: »The Evolution of Alternative Medicine«. *The Atlantic* 25.5.2015. Online: https://www.theatlantic.com/health/archive/2015/06/the-evolution-of-alternative-medicine/396458/ (Zugriff 4.2.2021)
Saini V, Garcia-Armesto S et al.: »Drivers of poor medical care«. *The Lancet*, Epub 9.1.2017

Seiderer J et al.: »Role of the novel Th17 cytokine IL-17F in inflammatory bowel disease (IBD): Upregulated colonic IL-17F expression in active Crohn's disease and analysis of the IL17F p.His161Arg polymorphism in IBDInflamm«. *Bowel Dis.*, 14 (2008), S. 437–445

Selhub E, Logan A: *Your brain on nature. The Science of Nature's Influence on Your Health, Happiness and Vitality.* Missisauga 2012

Selhub E: *Resilience for Dummies*. Hoboken 2021

Statovci D et al.: »The Impact of Western Diet and Nutrients on the Microbiota and Immune Response at Mucosal Interfaces«. *Front. Immunol.* 8 (2017), S. 838

Thaiss CA et al.: »Hyperglycemia drives intestinal barrier dysfunction and risk for enteric infection«. *Science*, 359 (2018), S. 1376–1383

Ulrich RS: »View through a window may influence recovery from surgery«, *Science* 27.4.1984, v. 224 S. 420(2)

Unicef: *UN-Report: Weltweit leiden rund 690 Millionen Menschen an Hunger.* 13.7.2020. Online: https://www.unicef.de/informieren/aktuelles/presse/2020/un-report-nahrungssicherheit-hunger/221914 (Zugriff 2.3.2021)

Vezzulli L, Colwell RR, Pruzzo C: »Ocean warming and spread of pathogenic vibrios in the aquatic environment«. *MicrobEcol* 2013; 65: S. 817–825

Wallenfels M: »Gesundheitswesen klimaschädlicher als Flugverkehr«. *Ärztezeitung* 10.9.2019. Online: https://www.aerztezeitung.de/Politik/30-Jahre-bis-zur-Klimaneutralitaet-401077.html

Watts N, Amann M, Arnell N, et al.: »The 2019 report of The Lancet Countdown on health and climate change: Ensuring that the health of a child born today is not defined by a changing climate«. *The Lancet* 2019; 394: S. 1836–78

Weltagrarbericht: »Ungesunde Ernährung: 4 Milliarden könnten 2050 übergewichtig sein«. 20.11.2020. Online: https://www.weltagrarbericht.de/aktuelles/nachrichten/news/de/34169.html (Zugriff 29.5.2021)

Willett W et al.: »Food in the Anthropocene: The EAT–Lancet Commission on healthy diets from sustainable food systems«. 16.1. 2019. DOI: https://doi.org/10.1016/S0140-6736(18)31788-4. Online: https://www.thelancet.com/journals/lancet/article/PIIS0140-6736(18)31788-4/fulltext (Zugriff 16.5.2021)

WHO: »COVID-19 disrupting mental health services in most countries«. *WHO survey*, 5.10.2020. Online: https://www.who.int/news/item/05-10-2020-covid-19-disrupting-mental-health-services-in-most-countries-who-survey#:~:text=Bereavement%2C%20isolation%2C%20loss,outcomes%20and%20even%20death (Zugriff 23.3.2021)

Wie man sich krisenfest verwurzeln kann: Acht Anker

Brähler C: »Das Erlernen des Selbstmitgefühls«. In: Dobos G, Paul A (Hg): *Mind-Body-Medizin*, 2. Auflage, München 2019, S. 52 ff

Cutting JE, Armstrong KL: »Facial expression, size, and clutter: Inferences from movie structure to emotion judgments and back«. *AttenPerceptPsychophys.* 2016; 78: S. 891–901. DOI: 10.3758/s13414-015-1003-5

Deutsche Gesellschaft für Ernährung e.V.: »Presseinformation: Vitamin D und COVID-19«. *Presse, DGE aktuell* 02/2021. 04.02.2021. Online: https://www.dge.de/presse/pm/vitamin-d-und-covid-19/ (Zugriff 29.5.2021)

Domschke K, 26.1.2021, Online-Vortrag: https://www.youtube. com/watch?v=VTZUTQDnnXk&list=PLMIdiImazw-AeJ2C1zb24vw-1wjJB1iSFh&index=2 (Zugriff 29.5.2021)

Ferrari JR, Roster CA: »Delaying Disposing: Examining the Relationship between Procrastination and Clutter across Generations«. *CurrentPsychology* 2018, Vol. 37, S.426–431

Hölzel B: »Durch Achtsamkeit das Gehirn verändern«. In: Dobos G, Paul A (Hg.): *Mind-Body-Medizin*, 2. Auflage, München 2019, S. 46 ff

Lee EL et al.: »Exercise intensity and longevity in men«. *The Harvard Alumni Health Study.* JAMA. 19.4.1995;273(15):1179-84

Liqing L et al.: »Insomnia and the risk of depression: a meta-analysis of prospective cohort studies«. BMC Psychiatry. 5.11.2016; 16(1):375. DOI: 10.1186/s12888-016-1075-3.

Nutt D et al.: »Sleep disorders as core symptoms of depression«. *Dialogues Clin Neurosci.* 2008 Sep; 10(3): 329–336. DOI: 10.31887/DCNS.2008.10.3/dnutt

Rasmussen HN et al.: »Optimism and Physical Health: A Meta-analytic Review«. *Annals of Behavioral Medicine* Vol. 37, Article number: 239 (2009)

Rey-Lopez JP et al.: »Associations of self-reported stair climbing with all-cause and cardiovascular mortality: The Harvard Alumni Health Study«. *Preventive Medicine Reports* Vol. 15, September 2019, 100938. Online: https://doi.org/10.1016/j.pmedr.2019.100938 (Zugriff 29.5.2021)

Saxbe D, Repetti RL: »For better or worse? Coregulation of couples' cortisol levels and mood states«. *J Pers Soc Psychol* 2010 Jan;98(1):92-103. DOI: 10.1037/a0016959

Selhub E: *Resilience for Dummies.* Hoboken 2021

Stavemann H: *Im Gefühlsdschungel. Emotionale Krisen verstehen und bewältigen.* 3. Auflage, München 2018

Universität Freiburg: *Pandemic Panic: Zwischen angemessener Sorge und Angsterkrankung.*

Für mehr Gefühl in der Medizin

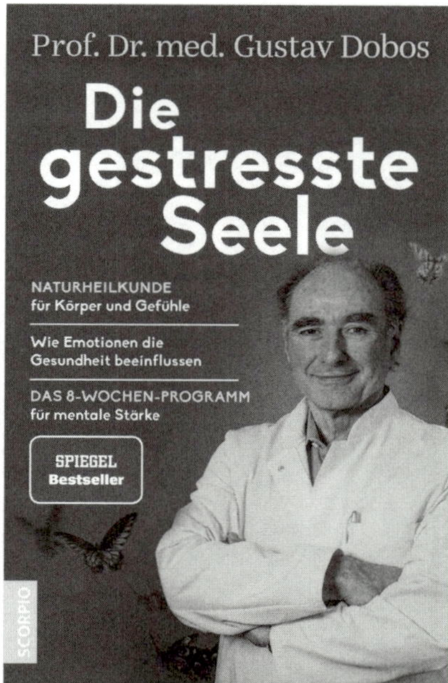

264 Seiten, Pappband
ISBN 978-3-95803-333-7

Gefühle verändern das Leben – ob es das unglaubliche Glück ist, ein Kind zur Welt zu bringen, die Schmetterlinge im Bauch, wenn man verliebt ist, aber auch die Trauer beim Verlust eines Partners oder die Wut und die Ohnmacht, ausgeliefert zu sein, zum Beispiel dem Klimawandel. Als Netz der Körpererinnerung prägen sich all diese Erfahrungen in uns ein und entscheiden mit darüber, ob wir gesund bleiben oder krank werden.

Der Mediziner und Naturheilkundler Gustav Dobos hat häufig erlebt, wie Heilung möglich wird, wenn sich durch ganzheitliche Therapien seelische Blockaden lockern – ganz ohne Psycho-Medikamente.

www.scorpio-verlag.de

SCORPIO

Das Herz –
ein ganz besonderes Organ

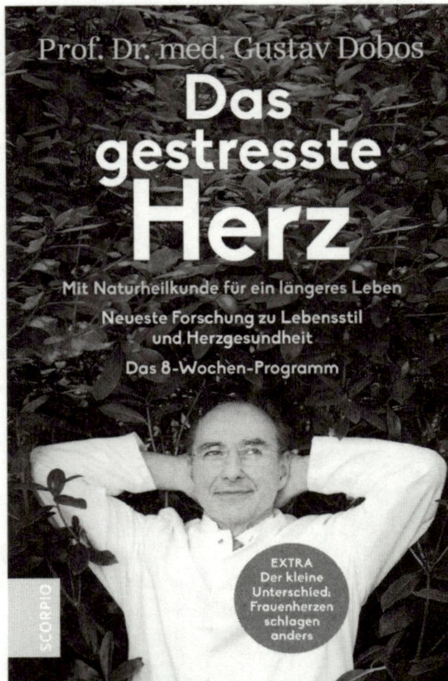

272 Seiten, Pappband
ISBN 978-3-95803-233-0

Rund drei Millionen Mal schlägt das Herz im Laufe eines Lebens – mal schnell, mal langsam, mal stolpernd und dann wieder rhythmisch ausdauernd. Es ist der Taktgeber unseres Lebens und reagiert empfindsam auf alle Veränderungen in uns. Vor allem Dauerstress macht ihm langfristig zu schaffen.

Wie wir unser Herz im Alltag mit einfachen natürlichen Mitteln schützen und dauerhaft gesund erhalten können, zeigt der Internist und Professor für Naturheilkunde Gustav Dobos eindrucksvoll in diesem Buch.

www.scorpio-verlag.de

SCORPIO